Susi Effing

Dr. med. vet. Ina Gösmeier · Akupunktur

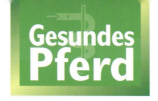

Dr. med. vet. Ina Gösmeier

# Akupunktur

**Gesundheit erhalten – Krankheiten heilen mit Akupunktur, Akupressur und chinesischen Kräutern**

# Impressum

Dieses Buch hätte ohne die Mithilfe vieler nicht entstehen können. Ich danke meiner Familie und meinen Freuden für Ihre Mithilfe und Geduld. Für die fachliche Unterstützung danke ich allen voran Dr. Lothar Friese und Sabine Gajdoss.

Dr. med vet. Ina Gösmeier

Einbandgestaltung: Katja Draenert

Titelbild: Sabine Heüveldop, Dülmen

Bildnachweis: Dr. H. Gerhards (S. 48), Dr. Ina Gösmeier (S. 20), Dr. Alexandra Vortmann (S. 46).
Alle übrigen Fotos im Innenteil stammen von Sabine Heüveldop.

ISBN 3-275-01462-5

Copyright © 2003 by Müller Rüschlikon Verlags AG, Gewerbestraße 10, CH-6330 Cham

1. Auflage 2003

Nachdruck, auch einzelner Teile, ist verboten. Das Urheberrecht und sämtliche weiteren Rechte sind dem Verlag vorbehalten. Übersetzung, Speicherung, Vervielfältigung und Verbreitung einschließlich Übernahme auf elektronische Datenträger wie CD-ROM, Bildplatte usw. sowie Einspeicherung in elektronische Medien wie Bildschirmtext, Internet usw. sind ohne vorherige schriftliche Genehmigung des Verlages unzulässig und strafbar.

Lektorat: Claudia König
Innengestaltung: Wolfgang Vogel
Reproduktionen: digi bild reinhardt, 73037 Göppingen
Druck: Gulde-Druck, 72072 Tübingen
Bindung: Josef Spinner, 77833 Ottersweier
Printed in Germany

# INHALT

Gedanken zu diesem Buch ....7

**Einführung in die Traditionelle Chinesische Medizin (TCM)** ...9
- Möglichkeiten und Grenzen der Traditionellen Chinesischen Medizin ..10
- Der ganzheitliche Ansatz ......11
- Keine Angst vor Fachchinesisch und fabulösen Bezeichnungen ..12
- Das gesunde Pferd aus Sicht der Traditionellen Chinesischen Medizin (TCM) .............12
- Die drei Säulen der TCM .....13
- Unterschiede in der Sichtweise der westlichen und Traditionellen Chinesischen Medizin ........14
- Warum eine uralte chinesische Medizin ..................15
- Ziele der TCM .............16

**Theoretische Grundlagen der Akupunktur** ................17
- Geschichte der Akupunktur ...18
- Die Theorie von Yin und Yang ..18
- Die vitalen Substanzen .......20

- Qi (Lebensenergie) ..........20
- Xue (Blut) .................25
- Jin Ye (Körperflüssigkeiten) ....26
- Shen (Geist) ...............27
- Krankheitsbilder von Qi ......28
- Krankheitsbilder von Xue (Blut) ...................30
- Krankheitsbilder der Jin Ye (Körperflüssigkeiten) .........32
- Die Meridiane – Leitbahnen der Energie ................33
- Der Akupunkturpunkt ........36
- Die fünf Wandlungsphasen ....40
- Die Organe aus Sicht der TCM ..44
- Die pathogenen Faktoren – krankmachende Einflüsse .....54
- Verschiedene Akupunkturtechniken ..................59

**Die fünf Pferdetypen** .........66
- Der Shen- oder Nieren-Typ ...68
- Der Gan- oder Leber-Typ .....70
- Der Pi- oder Milz-Typ ........72
- Der Xi- oder Herz-Typ .......74
- Der Fei- oder Lungen-Typ ....75

- Die Untersuchung und Behandlung nach der TCM ....78
- Die traditionelle chinesische Diagnose .................79
- Die sieben Entscheidungsschritte zur TCM-Diagnose .........84
- Allgemeine Therapieprinzipien .89
- Auswahl der Akupunkturpunkte .92

**Die Akupunktur in der Praxis ..96**
- Akupunktur zur Gesunderhaltung .97
- Akupunktur am Fohlen und heranwachsenden Pferd ......99
- Akupunktur am alten Pferd ..104
- Akupunktur am erwachsenen Pferd ...................106
- Behandlung innerer Erkrankungen ..............118

**Die Akupressur** .............126
- Ausübung der Akupressur ...127
- Es werden drei Akupressurtechniken unterschieden .....128
- Zeitdauer der Akupressur ...129
- Einsatzbereiche, Häufigkeit und Zeitraum der Akupressur ....129
- Gesundheitsvorsorge – Krankheitsnachsorge .......131
- Voraussetzung zur erfolgreichen Akupressur ...............131
- Die Umgebung während der Akupressur ...............133
- Beruhigende oder belebende Akupressur ...............133

**Chinesische Kräuter**
- Die Entstehung der Pflanzenheilkunde ..................134
- Moderne Pflanzenheilkunde ..135
- Geschichte der chinesischen Kräutermedizin ............136
- Eigenschaften der chinesischen Kräuter ..................137
- Traditionelle Strategien ......138
- Die acht traditionellen Methoden ...............138
- Rezepte für Chinesische Kräuter .139
- Darreichungsform und Dosierung der Arzneien ..............140
- Nebenwirkungen der TCM-Rezepturen ..............141
- Westliche Kräuter kontra chinesische Kräuter ........141

**Anhang: Meridiane und Akupunkturpunkte** .............142
1. Lungen(Lu)-Meridian .......143
2. Dickdarm(Di)-Meridian .....145
3. Magen(Ma)-Meridian ........148
4. Milz-Pankreas(MP)-Meridian .150
5. Herz(He)-Meridian .........153
6. Dünndarm(Dü)-Meridian ...155
7. Nieren(Ni)-Meridian .......157
8. Blasen(Bl)-Meridian .......160
9. Pericard(Pc)-Meridian .....163
10. Dreifacher Erwärmer(3E)-Meridian ................165
11. Leber(Le)-Meridian .......166
12. Gallenblasen(Gb)-Meridian ..169
13. Das Lenkergefäß (LG) (Du Mai) .172
14. Das Konzeptionsgefäß(KG) (Ren Mai) ................172
15. Das Gürtelgefäß (Dai Mai) ...172

Nützliche Adressen ..........173
Zum Weiterlesen ............173
Register .....................175

## Gedanken zu diesem Buch

Akupunktur ist ein Teil der Traditionellen Chinesischen Medizin (TCM), einer Lehre, die auf Grundlage der Erkenntnisse und Erfahrungen von Tausenden von Jahren praktiziert wird und verschiedene Therapieformen umfasst. Die Traditionelle Chinesische Veterinärmedizin ist nahezu so alt wie die TCM und beruht auf den gleichen Grundsätzen. Erste Hinweise auf die Behandlung von Tieren finden sich in den **Riten des Zhou**, einer Schrift, die schätzungsweise zwischen 475 und 220 v. Chr. entstand.

Für unser westliches Verständnis klingen die chinesischen Begriffe und Diagnosen oft fabulös, befremdend und oftmals sehr abstrakt. Von diesem ersten Eindruck sollten Sie sich allerdings nicht abschrecken lassen. Gelingt es Ihnen, sich von den Gedanken der westlichen Medizin zu lösen und sich unbefangen auf die fernöstliche Heilmethode einzulassen, werden Sie ein neues, aber ebenso logisches medizinisches Modell verstehen lernen.

Die Akupunktur gehört zu den so genannten Regulationstherapien und wirkt auf dem Gebiet der Energetik. Auf Grundlage der TCM können funktionelle Störungen im Körper frühzeitig erkannt und behandelt werden, bevor es zu pathologischen Veränderungen kommt. Der Überlieferung nach wurden deshalb im alten China die Ärzte bezahlt, so lange sie den Menschen gesund erhielten. Kam es zu einer Erkrankung, hatte der Arzt nach chinesischem Verständnis versagt und seine Leistung wurde nicht mehr entlohnt.

Beim Kennenlernen der TCM ist zu berücksichtigen, dass sich die chinesischen Medizinbegriffe nicht 1:1 auf unsere westlichen anatomischen Begriffe übertragen lassen und die chinesische Krankheitsbestimmung keine präzise anatomische Diagnose im Sinne der westlichen Medizin darstellt. Das lässt sich auf die unterschiedliche Entwicklung beider Medizinrichtungen zurückführen.

Grundlage des chinesischen Medizinverständnisses ist die Ansicht, dass alles Leben Bestandteil des Universums ist, sich in permanenter Abhängigkeit und einem ständigen Kreislauf befindet. Zudem betrachten die Chinesen ein Lebewesen immer als Einheit von Körper und Geist und in Abhängigkeit zu seiner Umwelt. Durch diese Betrachtungsweise ist den Chinesen bis heute eine ganzheitliche Sicht erhalten geblieben, während sich die westliche Medizin mit Zunahme der Hightech-Möglichkeiten Mitte des 19. bis Mitte des 20. Jahrhunderts in eine Symptom orientierte Behandlungsweise entwickelte.

In der westlichen Medizin fand die TCM erst in den letzten Jahrzehnten Anerkennung – seit dem die Wissenschaft in der Lage ist, die über 2000 Jahre alten Grundsätze der chinesischen Heilkunst wissenschaftlich zu belegen. Die TCM und vor allem die Akupunktur werden immer häufiger sowohl in der Human- als auch in der Veterinärmedizin eingesetzt und gerade in den letzten Jahren ist ein regelrechter Boom zu erkennen.

Die Akupunktur ist jedoch kein Allheilmittel. Grenzen sind der Akupunktur zum Beispiel dort gesetzt, wo Körperstrukturen zerstört sind. Der Grundsatz lautet: Akupunktur kann Gestörtes regulieren, Akupunktur kann Zerstörungen nicht rückgängig machen. Oftmals besteht die erfolgreiche Behandlung eines Patienten in der sinnvollen Kombination aus Schulmedizin und Akupunktur.

Während meiner Fortbildungen in China und in über 20 Jahren Praxiserfahrung habe ich die TCM mehr und mehr schätzen gelernt.

Das Pferd lebt heute selten in einem Herdenverband, sondern ist vielfältig Umwelteindrücken und Leistungsanforderungen ausgesetzt, die es nicht verkraften kann. Durch die schnelle Ansprechbarkeit des Pferdes auf die Behandlung durch Akupunktur bei Schmerzen und chronischen inneren Erkrankungen wächst die Nachfrage nach dieser Behandlungsform stetig. Durch die Erweiterung der Behandlung mit chinesischen Kräutern, kann der Behandlungserfolg beschleunigt und ausgedehnt werden.

Die gesamte Lehre der TCM in einem Buch dieses Umfangs zu vermitteln kann nicht gelingen. Ich hoffe jedoch, dass ich Ihnen mit diesem Buch die chinesische Heilkunst und die Anwendbarkeit für Ihr Pferd etwas näher bringen kann und wünsche viel Spaß bei der Lektüre.

Dr. med. vet. Ina Gösmeier

# EINFÜHRUNG IN DIE TRADITIONELLE CHINESISCHE MEDIZIN

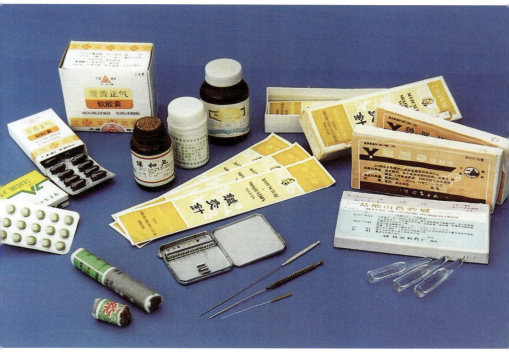

■ *In der Traditionellen Chinesischen Medizin kommen außer Akupunkturnadeln auch chinesische Kräuter in verschiedenen Darreichungsformen zum Einsatz.*

Die alten chinesischen Heilmethoden erfreuen sich immer größerer Beliebtheit. Dabei stehen Pferdebesitzer, Reiter, Züchter, die an alternativen Behandlungsformen interessiert sind, oftmals vor der Frage: »Wann hilft meinem Pferd eine Behandlung mit traditionellen chinesischen Heilmethoden?«

## Möglichkeiten und Grenzen der Traditionellen Chinesischen Medizin (TCM)

Dieses Buch gibt dem Pferdebesitzer, Reiter und interessierten tiermedizinischen Laien einen Einblick in ein medizinisches System, das auf Erfahrungen Tausender von Jahren zurückgreift.

Die Traditionelle Chinesische Medizin (TCM) umfasst Akupunktur, Akupressur, Kräuterkunde und Bewegungstherapien. Zu ihren Einsatzgebieten gehören die Vorbeugung von Erkrankungen, die Behandlung von chronisch erkrankten Pferden, die Therapie von Rückenschmerzen und den damit verbundenen Lahmheiten. Dazu gehören ebenfalls die Turnierbegleitung, die Nachsorgebehandlung nach Operationen und Verletzungen, sowie die Kombinationsbehandlung mit der westlichen Medizin,

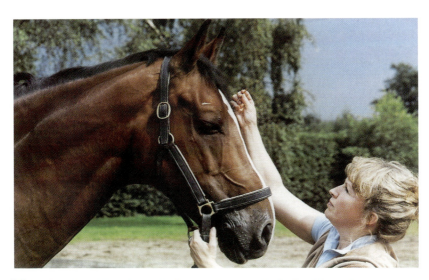

■ *Während der Akupunktur des Punktes Yintang schließt das Pferd entspannt die Augen.*

wie zum Beispiel bei akuten Infektionen.
Der Akupunktur sind immer Grenzen gesetzt, wenn mechanische Blockaden oder irreparable Zerstörungen an Geweben und Organen vorliegen.

## *Der ganzheitliche Ansatz*

Der ganzheitliche Aspekt der TCM beruht auf der Annahme, dass ein gesunder Körper in allen Anteilen, das heißt sowohl körperlich wie geistig und gefühlsmäßig im Gleichgewicht sein muss. Die TCM behandelt daher nicht allein das erkrankte Organ oder die Krankheitssymptome, sondern betrachtet jeden Organismus mit all seinen Eigenschaften, seinen Anlagen und seinem Immunsystem als Ganzes.

Die chinesische Lehre hat ein System entwickelt, das es ermöglicht, das kranke Pferd anhand vieler Faktoren, wie beispielsweise Schmerzhaftigkeit von Akupunkturpunkten, Puls, Schleimhautfarbe und Psyche zu beurteilen. So gelingt es, Imbalancen schon zu erkennen, bevor sichtbare Krankheitsbilder auftreten. Jeder Patient, jedes Pferd muss dabei einzeln und vollständig untersucht werden, da jede Behandlung individuell festgelegt wird. Es gibt Erkrankungen, die eine Behandlung durch westliche Medizin erfordern und Krankheiten, die eher für eine Behandlung durch östliche Medizin geeignet sind. Der Therapeut muss individuell abwägen, welcher Therapie der Vorzug zu geben ist, oder ob eine Kombinationsbehandlung für das kranke Pferd die besten Heilungschancen darstellt.

Betrachten wir zum Beispiel eine Erkrankung des Bewegungsapparates. Ein Pferd wird mit einer Lahmheit vorgestellt; Ursache ist ein Chip im Gelenk. Dieses Pferd gehört zuerst in die Hand eines Chirurgen. Nach der Operation kann der Akupunkteur das Pferd optimal unterstützen.

Die Akupunktur kommt in diesem Fall zum Einsatz, um Muskelabbau und -verspannungen entgegenzuwirken und den Muskel aufzubauen. Durch die Lahmheit und das lange Stehen in der Box nach der Operation werden Muskeln abgebaut. Zudem führt die einseitig schonende Belastung der betroffenen Gliedmaße zu einer asymmetrischen Bemuskelung und Körperbelastung, die oftmals Muskelverspannungen nach sich zieht. Dieser Zustand hat Auswirkungen auf die gesamte Biomechanik des Pferdes. Beginnt der Reiter nach dem Heilungsprozess wieder mit dem Aufbautraining, kann das Pferd seine Gliedmaßen und seinen Rücken nicht gleichmäßig einsetzen, sondern wird entsprechend der entstandenen Asymmetrie einseitig vermehrt Gewicht aufnehmen. Ohne Akupunkturbehandlung, die dieser Entwicklung entgegenwirkt, entsteht erneut die Grundlage für einen Schmerzzustand, der wieder eine Lahmheit zur Folge haben kann. Diesen entstehenden Teufelskreis kann der Akupunkteur unterbre-

chen und dem Pferd langfristig zur Gesundheit verhelfen.
Die TCM kann aber auch zur Therapie innerer Erkrankungen eingesetzt werden. Eine akute bakterielle Atemwegsinfektion mit Fieber, Husten und gelbem Schleim wird von einem westlich orientierten Tierarzt mit Antibiotika effektiv behandelt. Hustet das Pferd nach der Behandlung aber immer wieder oder bekommt es jeden Winter erneut eine Infektion, ist es in der Hand eines versierten TCM-Tierarztes gut aufgehoben. Dieser wird das Immunsystem des Pferdes stärken und seine Lungenfunktion unterstützen.

## *Keine Angst vor Fachchinesisch und fabulösen Bezeichnungen*

Um in der TCM Fuß zu fassen, werden in diesem Buch zuerst einige *Grundlagen der TCM* erklärt. So bekommt der Leser eine Vorstellung und ein Verständnis, wie die Traditionelle Chinesische Medizin (TCM) arbeitet und welche Bedeutung traditionelle chinesische Begriffe wie Wind und Meridiane haben. Damit der Leser eine chinesische Diagnose besser verstehen kann, werden die Grundlagen der *TCM-Diagnose* erklärt und *Behandlungsansätze* beschrieben. Akupunktur wird angewendet am Fohlen, am erwachsenen und beim alten Pferd. Die Indikationen dafür werden im Kapitel *Akupunktur in der Praxis* erklärt.

Durch das Kapitel *Pferdetypen* wird jeder Leser sein Pferd einem der fünf Pferdetypen zuordnen können. Dadurch kann er Stärken und Schwächen seines Pferdes erkennen und Störungen schon frühzeitig zum Beispiel durch Akupressur entgegenwirken. Denn viele Erkrankungen verändern das Wohlbefinden und das Verhalten der Pferde lange bevor die Krankheit deutlich zu Tage tritt.
Im Kapitel *Akupressur* werden praktische Anweisungen für die Behandlung des eigenen Pferdes gegeben. Im Anhang finden sich die Meridiane und einige wichtige Akupunkturpunkte für das Pferd. Diese Punkte können in der Akupunktur und Akupressur angewendet werden. Hat ein Pferd nach langer Erkrankung und Therapie zu wenig Energie, um auf die Akupunktur reagieren zu können oder ist der Pferdepatient sehr alt, können zudem chinesische Kräuter die Behandlung unterstützen.
Die Geschichte der Kräuterkunde, das Erstellen von Rezepten und die Grundlagen der Anwendung werden im Kapitel *Chinesische Kräuter* beschrieben.

## *Das gesunde Pferd aus Sicht der Traditionellen Chinesischen Medizin*

Gesund ist ein Mensch oder ein Tier aus Sicht der westlichen Schulmedizin, wenn der Arzt keinerlei krankhafte Veränderungen während der klinischen Untersuchung und durch zusätzliche

## Was bedeutet Gesundheit aus Sicht der TCM?

Die Traditionelle Chinesische Medizin ist eine ganzheitliche Heilmethode. **Gesund** ist ein Organismus im Sinne der TCM, wenn er mit sich selbst und seiner Umwelt in völligem energetischen Gleichklang steht. Dieses Gleichgewicht kann durch **äußere** oder **innere Einflüsse** leichter oder **schwerer** gestört werden. Innere Einflüsse können sowohl körperlicher als auch geistiger Art sein. Auch die Psyche kann Erkrankungen hervorrufen.

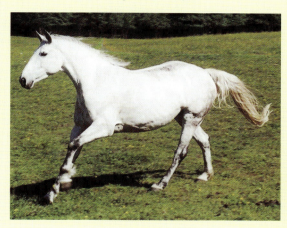

■ Gesundheit, Lebensfreude und Leistungsfähigkeit – im Sinne der TCM ist dafür die Voraussetzung ein energetisches Gleichgewicht im gesamten Körper.

Maßnahmen, wie Blutbild, Röntgen, Computertomografie etc. findet.

Die pauschale Aussage: »Das Pferd ist krank oder das Pferd ist gesund« gibt es nicht, sondern es gibt alle Arten fließender Übergänge an Störungen innerhalb des Energieflusses im Pferd. Eine Diagnose kann durch Veränderungen im Puls, der Zunge und anhand von Druckempfindlichkeiten von Akupunkturpunkten gestellt werden. Der TCM-Arzt erkennt beginnende Ungleichgewichte sehr früh und kann diese rechtzeitig behandeln.

Die Aufgabe der TCM besteht im Lösen und Abbauen dieser Ungleichgewichte und Energiestauungen, mit dem Ziel der Harmonisierung und Heilung.

## Die drei Säulen der TCM

Die **TCM** stellt einen Oberbegriff dar, unter dem drei Therapie-Säulen zusammengefasst sind:

### 1. Chinesische Kräutertherapie – Phytotherapie

Die Pflanzenheilkunde hat lange Tradition in China. Sie wird zur Behandlung, aber auch zur Vorbeugung und Stärkung des Organismus eingesetzt.

**2. Diätetik, Bewegungs- und Atemtherapie**

Zur ärztlichen Therapie gehört eine spezielle Diät. Atemübungen wie Qi-Gong oder Tai-Chi-Chuan (Schattenboxen) lernen die meisten Chinesen. Diätfütterung findet zum Beispiel bei Pferden mit wiederholt auftretenden Koliken oder bei Pferden mit Hautallergien ihre Anwendung.

**3. Akupunktur**

Die in der westlichen Medizin als »Akupunktur« bezeichnete chinesische Heilmethode wird in China seit Jahrtausenden unter dem Begriff des »Zhen-Jiu« das heißt Stechen und Brennen angewendet.

### Zhen-Jiu

*Zhen stellt die Behandlung von Erkrankungen mit Hilfe von Gold-, Silber- oder Metallnadeln dar. Diese werden in ausgewählte Hautareale (Akupunkturpunkte) gestochen. Die elektrische Leitfähigkeit in diesen Arealen ist stark erhöht, der Hautwiderstand erniedrigt.*

*Jiu kennzeichnet eine gezielte Energie- und Wärmezufuhr auf Akupunkturpunkte durch Verglühen von getrockneten Beifußblättern (Artemisia vulgaris). Diese Behandlungsform ist als Moxibustion bekannt.*

### Was bedeutete Krankheit aus Sicht der TCM?

*In der chinesischen Vorstellung bedeutet Krankheit eine Störung im energetischen Gleichgewicht des ganzen Organismus. Dies kann sich schon in minimalen Verhaltensänderungen und Leistungseinbußen zeigen. Die TCM beurteilt die individuellen Symptome des Pferdes in Kategorien einer Disharmonie von Yin und Yang in den Meridianen und Organen und kommt zur Feststellung von Störungsmustern oder Syndromen.*

## Unterschiede in der Sichtweise der westlichen und Traditionellen Chinesischen Medizin

Unsere westliche Schulmedizin geht von der Vorstellung aus, unser Körper funktioniere wie ein optimal aufeinander abgestimmtes Uhrwerk. Sind einzelne Teile defekt, werden sie repariert oder ausgetauscht. Arbeitet der behandelnde Arzt dabei korrekt und sorgfältig, funktioniert das System wieder.

Dieses funktioniert auch häufig in der Tiermedizin so. Akute Infektionen, massive orthopädische Verletzungen

oder Erkrankungen, wie Koliken erfordern Operationen und eine gezielte schulmedizinische Behandlung.
**Betrachten wir den Krankheitsverlauf von drei verschiedenen Pferden:**

**Arcos**, ein fünfjähriger Schimmel, lahmt seit kurzem. Ein Chip wird als Ursache festgestellt und dem Pferd operativ entfernt. Danach ist er lahmheitsfrei und kann sein altes Bewegungsvermögen wieder entwickeln.

**Mara**, eine achtjährige Rappstute, liegt mit einer Kolik im Stall. Die Diagnose in der Klinik lautet: Dünndarmverschluss. Das Leben des Tieres kann nur durch eine Notoperation gerettet werden.

**Merkur**, ein neunjähriger brauner Wallach, erkrankt an einer fiebrigen Infektion der Atemwege. Seine akute bakterielle Bronchitis wird mit Antibiotika bekämpft und das Pferd wird wieder gesund. Nach drei Monaten beginnt der Wallach erneut zu husten.

## Warum also eine uralte chinesische Medizin?

Bleiben wir bei den zuvor genannten Beispielen.
Arcos geht sehr erfolgreich auf Turnieren. Mara wird jeden Tag von ihrer Reiterin ins Gelände geritten und hat keinerlei Anzeichen weiterer Koli-

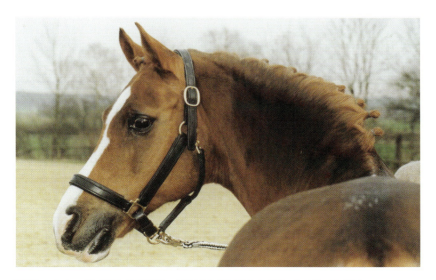

■ *Durch den Einsatz der TCM erhält das Pferd ein optimales Gesundheitsmanagement in Vorsorge, Therapie und Nachsorge.*

ken. Beide Pferde sind vital und gesund.
Der Wallach Merkur aber hustet immer mal wieder und lässt in seiner Leistung deutlich nach. Eine erneute Behandlung führt zu keinem Erfolg. Alle klinischen Untersuchungen sind unauffällig. Tierärzte und Besitzer entscheiden sich für eine Akupunkturbehandlung.
Merkur wird in meiner Praxis vorgestellt, und die TCM-Untersuchung ergibt ein Ungleichgewicht im Organ- und Meridiansystem des Wallachs. Es besteht eine Qi-Schwäche der Lunge durch Einwirkung des exogenen pathogenen Faktors Feng (Wind) auf den Funktionskreis Lunge-Dickdarm. Merkurs Immunsystem, sein Abwehr-Qi, ist geschwächt. Die Akupunktur wird fünfmal angewendet. Danach hustet das Pferd nicht mehr und ist wieder leistungsbereit. Durch die Infektion hatte die Widerstandskraft von Merkur gelitten.
Die Akupunktur hat das Immunsystem des Pferdes gestärkt und die Lungenfunktion normalisiert. Dadurch konnte der Wallach mit der Infektion endgültig fertig werden.

## *Ziele der TCM*

Das Ziel einer jeden traditionellen chinesischen Therapie ist die Wiederherstellung des energetischen Gleichgewichtes des Pferdes. Der TCM-Arzt ist einerseits für die Therapie von Erkrankungen zuständig andererseits umfasst sein Aufgabengebiet zusätzlich die Prophylaxe, die Früherkennung und die Nachsorge.
Ist eine Erkrankung völlig ausgeheilt, braucht sie keine Nachbehandlung. Häufig besteht aber ein energetisches Ungleichgewicht nach der Ausheilung weiter. Die Symptome sind verschwunden, aber wie im Falle von Merkur war die optimale Funktion der Lunge nicht vorhanden und die Immunabwehr des Abwehr-Qi geschwächt. In solchen Fällen kann die Akupunktur die Selbstheilungskräfte und die Vitalität stärken.

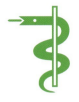

# THEORETISCHE GRUNDLAGEN DER AKUPUNKTUR

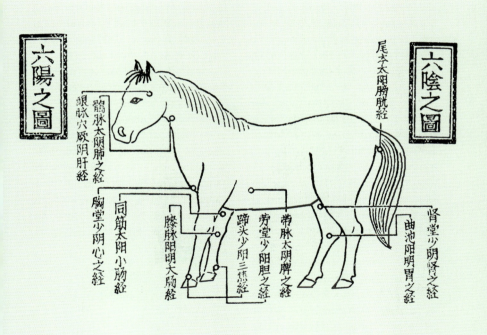

■ Die Akupunktur der heutigen Zeit basiert auf den überlieferten Schriften des frühen Chinas.

## Geschichte der Akupunktur

Das älteste und bedeutendste Werk der chinesischen Human-Medizin entstand 2697-2596 v. Chr. Das *Huang-di Nei-jing* oder auch *Innerer Klassiker des Gelben Fürsten*. Das Buch besteht aus Fragen des *Gelben Kaisers* und den Antworten seines Leibarztes. Das nachfolgende Schrifttum bezieht sich immer auf diese Grundlage, diskutiert und erweitert sie.

Die ersten schriftlichen Dokumente zur Tiermedizin entstanden um das 16.–11. Jahrhundert vor Christus. Die Behandlung bestand zu dieser Zeit jedoch mehr in einer magischen Geistermedizin. Das Pferd hatte als Zug- und Reittier im Krieg zu dieser Zeit große Bedeutung und seine Gesunderhaltung oberste Priorität, hing doch von ihr oft Leben und Tod des Reiters bzw. Kriegers ab. Die Behandlung führten so genannte WUMA, Pferdepriester oder Pferdebeschwörer, durch. Angewendet wurden schamanistische Techniken, die zur Leistungssteigerung und Gesundung der Tiere beitragen sollten.

Die Behandlungstechniken wurden nur an auserwählte Schüler weitergegeben und diese verpflichteten sich zur Geheimhaltung.

Etwa 900 v. Chr. in der westlichen Chou-Dynastie legte der legendäre Reitergeneral Sunyang Bai Le ein Buch der Oden mit detaillierten Angaben und Vorschriften zur Pferdebehandlung an.

In der Tang-Dynastie (600-900 n.Chr.) erlebte die Tiermedizin eine Blütezeit. Tierärztliche Lehranstalten am kaiserlichen Hof wurden eingerichtet und der Pferdezucht große Aufmerksamkeit geschenkt. In den nachfolgenden Dynastien entstanden die ersten staatlichen tierärztlichen Apotheken sowie Literaturzusammenfassungen mit Beschreibungen der Meridianpunkte und Behandlungsanweisungen. Die Verbreitung des chinesischen Medizinwissens fand im Altertum über die Handelswege statt. Genauere Kenntnisse der Behandlungsmethoden gelangten erst nach der Renaissance nach Frankreich, dann nach Wien und weiter nach Berlin.

Die Körperakupunktur fand in Europa in den letzten 30 Jahren zunehmend Interesse. Geschichten über Wunderheilungen und unrealistische Erwartungen führten jedoch zu vielen Missverständnissen und zu harten Konfrontationen zwischen der so genannten Schulmedizin und der chinesischen Medizin.

## Die Theorie von Yin und Yang

Das Erlernen der Akupunktur erfordert das Kennenlernen einiger Begriffe, die für einen Einsatz der Akupunktur und Akupressur beim Pferd Voraussetzung sind.

# Die Theorie von Yin und Yang

Nach der Theorie von Yin und Yang besteht alles in dieser Welt aus den gegensätzlichen Aspekten Yin und Yang. Es gibt die dunkle Nacht (Yin) und den hellen Tag (Yang) als Gegensatz dazu. Wir haben aus Erfahrung gelernt, dass Feuer heiß ist, den Gegenpol dazu stellt das kalte Eis dar. Erst das Wissen über den Gegensatz eines Phänomens oder einer Empfindung, ermöglicht uns dieses zu benennen. Die TCM bezeichnet diese Gegensatzpaare also als Yin und Yang.

Zwischen Yin und Yang besteht ein dynamisches Verhältnis. Der Tag ist zum Beispiel Yang und hat sein maximales Yang um 12 Uhr am Mittag. Von da ab nimmt das Yang kontinuierlich ab und das Yin zu. Um fünf Uhr am Nachmittag ist das Yin im Yang schon zu bemerken, da es dämmrig wird. Um Mitternacht ist das maximale Yin erreicht und Yang wird wieder aufgebaut.

### Gesundheit und Krankheit

Auch im Körper stehen Yin und Yang in Abhängigkeit. Zum Beispiel ist die Struktur des Herzens Yin, der Herzschlag ist Yang; der Darm ist Yin, die Darmfunktion Yang; die Niere ist Yin, die Filterfunktion der Niere ist Yang; die Struktur der Leber ist Yin, die Speicher- und Entgiftungsfunktion Yang. Harmonisieren alle Gegensatzpaare im Körper ist das Pferd gesund. Überwiegt eines der polaren Aspekte, entsteht ein Ungleichgewicht im Verhältnis Yin und Yang, dann ist das Pferd krank.

| Yin | Yang |
|---|---|
| dunkel | hell |
| statisch | aktiv |
| Nacht | Tag |
| starr | beweglich |
| chronisch | akut |
| kalt | heiß |
| Winter | Sommer |

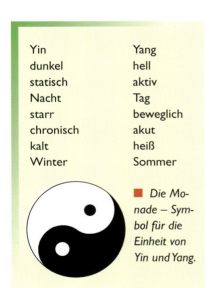

■ Die Monade – Symbol für die Einheit von Yin und Yang.

**Es existieren vier mögliche Ungleichgewichte zwischen Yin und Yang:**

Yang überwiegt absolut, weil zu viel Yang da ist.
Yin überwiegt, weil absolut zu viel Yin da ist.
Yang überwiegt relativ, weil zu wenig Yin da ist.
Yin überwiegt relativ, weil zu wenig Yang da ist.

Diese Ungleichgewichte werden erkannt und in das medizinische Verständnis der TCM eingeordnet, damit eine TCM-Diagnose gestellt werden kann.

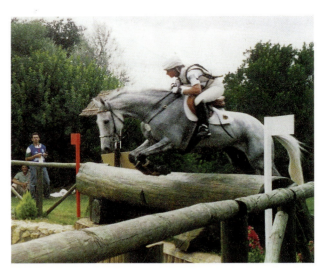

■ Bettina Hoy mit Ashby bei den Weltreiterspielen 2002 in Jerez. Befindet sich das Pferd im Gleichgewicht von Yin und Yang, harmonieren Körperbau und Bewegung. Das ist die Basis für Leistungsfähigkeit.

## Die vitalen Substanzen

Nach Auffassung der TCM basieren alle Vorgänge in Körper und Seele bei Tier und Mensch auf dem Zusammenspiel der vitalen Substanzen: Qi (Lebenskraft), Xue (Blut), Jing (Essenz Seite 99), Shen (Geist) und den Jin Ye (Körperflüssigkeiten). Das Pferd ist gesund und vital, wenn alle diese Lebenskräfte optimal entstehen und erhalten werden. Die Grundlage aller Substanzen ist Qi. Ohne Qi kann keine weitere vitale Substanz gebildet werden.

### Die vitalen Substanzen

| | |
|---|---|
| Qi | Lebensenergie |
| Xue | Blut |
| Jin Ye | Körperflüssigkeiten |
| Jing | Essenz |
| Shen | Geist |

## 1. Qi (Lebensenergie)

Eine Übersetzung des chinesischen Begriffs Qi in eine westliche Sprache ist eigentlich unmöglich. Energie, Lebensenergie, Lebenskraft, Äther, Dampf sind zwar gängige deutsche Übersetzungen, aber keine Bezeichnung trifft den Charakter von Qi vollständig. Wir müssen also versuchen, das Konzept von Qi zu erklären.
Einige chinesische Philosophen haben sich zu diesem Thema geäußert: Qi in Energieform findet sich nach der chinesischen Vorstellung im ganzen Universum. Durch Umwandlung von die-

## Qi (Lebensenergie)

ser Energie in Materie entsteht ein Lebewesen. Das Qi fließt in Leitbahnen durch den Körper. Innerhalb dieses Lebewesen gibt es unterschiedliche Fließrichtungen von Qi. Außerdem weist jedes Organ im Körper ein eigenes, typisches Organ-Qi mit speziellen Eigenschaften auf.

In der chinesischen medizinischen Lehre muss der Arzt also nicht nur mit dem allgemeinen Begriff Qi umgehen. Er kann nur erfolgreich behandeln, wenn er in der Lage ist, die unterschiedlichen Formen und Funktionen von Qi im Körper und in den zugehörigen Organen zu beurteilen. Zum Beispiel kann eine Bronchitis des Pferdes durch einen Mangel an Lungen-Qi entstehen. Möglicherweise ist aber ebenso das Nieren-Qi betroffen, und es müssen zusätzlich Akupunkturpunkte zur Stärkung des Nieren-Qi genadelt werden, sonst tritt keine Heilung ein.

Zu Beginn erscheinen die einzelnen Qi-Begriffe diffus und schwer erlernbar. Sie entsprechen aber einem logischen System.

### Bildung von Qi

Um ein besseres Verständnis für Qi zu bekommen, betrachten wir zuerst das Schema zur Bildung von Qi.

Qi wird durch unsere Einatmung und durch unsere Nahrung als Sammel-Qi im Brustkorb gebildet. Die Niere unterstützt diesen Bildungsprozess und es entsteht das normale oder wahre Qi. Dieses normale Qi fließt als Ying Qi in den Leitbahnen, den Meridianen und nährt den Körper. Die Akupunktur beeinflusst über die Nadelung der

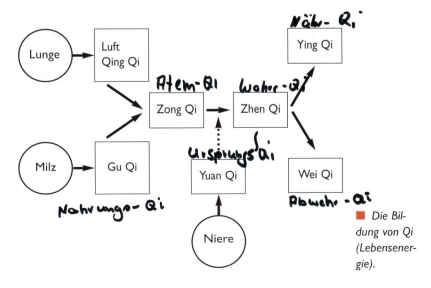

■ Die Bildung von Qi (Lebensenergie).

Akupunkturpunkte, die auf den Meridianen liegen, direkt dieses Ying Qi. Ein weiterer Anteil des normalen Qi zirkuliert als Abwehr-Qi oder Wei Qi unter der Hautoberfläche, außerhalb der Meridiane und entspricht der Funktion des Immunsystems. Das Wei Qi erwärmt und befeuchtet sowohl Haut als auch Muskeln und reguliert das Öffnen und Schließen der Poren. Die Zirkulation des Wei Qi ist vom Lungen-Qi abhängig. Eine Lungen-Qi-Schwäche kann deshalb auch zu einer Wei-Qi-Schwäche mit spontanen Schweißausbrüchen und Anfälligkeit auf äußere pathogene Faktoren führen, das heißt ein Pferd wird gegenüber Krankheitserregern anfälliger.
Durch das Einatmen entsteht das Atem-Qi in der Lunge (Fei). Die Ernährung bildet die Grundlage des Nahrungs-Qi (Gu Qi), welches in der Milz gebildet wir. Das Gu Qi aus der Milz (Pi) verbindet sich mit dem Atem-Qi aus der Lunge Sammel-Qi, Thorax-Qi oder Zong Qi. Zusätzlich kommt aus der Niere (Shen) das von den Elterntieren ererbte Qi, das Ursprungs-Qi (Yuan Qi). Alle drei bilden das Normale-Qi oder Wahre-Qi (Zhen Qi).
Das Wahre-Qi oder Zhen Qi nimmt zwei verschiedene Formen an:

- Ying Qi (Nähr-Qi), welches den Körper nährt und in den Meridianen fließt.
- Wei Qi (Abwehr-Qi), welches außerhalb der Meridiane unter der Hautoberfläche zirkuliert. Für die Qi-Bildung wird das aus der Nahrung gebildete Nahrungs-Qi oder Gu Qi benötigt. Bei schlechter Nahrung, wie verschimmelter Silage, feuchtem Hafer oder staubigem Heu, kann im Körper des Pferdes kein harmonisches Qi gebildet werden. Daher wird in der TCM so viel Wert auf eine gesunde und ausgeglichene Ernährung gelegt.

### Funktionen von Qi

Unabhängig von den verschiedenen Zuständen, hat Qi folgende allgemeine Funktionen:
1. Qi fließt in ausreichender Menge, frei und ungehindert in einem bestimmten Rhythmus und in einer bestimmten Richtung durch die Leitbahnen.
2. Qi schützt den Körper gegen äußere pathogene (disharmonisierende) Faktoren. Damit erfüllt Qi die Funktion der Körperabwehr bzw. des Immunsystems.
3. Qi erwärmt den Körper und versorgt ihn mit Energie.
4. Qi bewahrt die morphologische Ordnung der inneren Organe.

Erfüllt Qi alle diese Funktionen ist das Pferd gesund. Kann es dies nicht, treten einzelne Symptome und Befunde wie Schmerzen, Lahmheiten, Hautveränderungen, Husten, Verhaltensänderung oder Unrittigkeit auf. Die genaue Feststellung und Beurteilung dieser Veränderungen führt zur Erstellung einer TCM-Diagnose.

### Akupunktur-Behandlung nach ausgeheilter Verletzung

*Ein acht Monate altes Fohlen, das vor vier Wochen eine Schlagverletzung am linken Knie erlitten hatte, wird in der Praxis vorgestellt. Die Verletzung war schulmedizinisch sehr gut versorgt worden, das Fohlen hatte drei Wochen Boxenruhe. Es läuft wieder lahmheitsfrei. Dem Züchter ist jedoch aufgefallen, dass sein Fohlen seitdem nicht mehr wie früher auf der Weide herumtollt und dass das Fell matt ist. Außerdem ist der Appetit des Fohlens reduziert. Eine verminderte Nahrungsaufnahme in Zusammenhang mit dem matten Fell und der Müdigkeit sprechen für einen Milz-Qi-Mangel. Das Fohlen wird akupunktiert. Eine Woche später teilt der Züchter erfreut mit, dass sein Fohlen wieder mit großem Appetit frisst. Drei Wochen später hat es auch seine ursprüngliche Vitalität zurückgewonnen. Die Akupunktur hat in diesem Fall eine beginnende Entwicklungsstörung verhindert.*

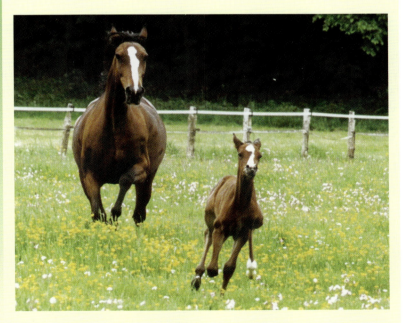

■ Der harmonische Fluss von Qi ist Voraussetzung für die gesunde Entwicklung des Fohlens.

## Fließrichtung von Qi

Sehr wichtig im Zusammenhang mit Qi ist seine Fließrichtung. Jede Form von Qi hat seine bestimmte Funktion und damit auch eine bestimmte Aktionsrichtung. So ist zum Beispiel die Aktivität des Magen-Qi nach abwärts gerichtet, um den Mageninhalt in den Dünndarm zu befördern. Die Aktivität des Milz-Qi dagegen nach aufwärts, um den Körper zu ernähren, Körperwasser umzuwandeln und zu transportieren sowie Blut und Organe an ihrem Platz zu halten.

Ändert sich die Qi-Richtung entgegen der jeweils gewöhnlichen Fließrichtung entstehen Störungen. Fließt das Magen-Qi nach oben, entgegen seiner normalen Richtung nach unten, kommt es beim Menschen zum Erbrechen.

Ein Beispiel soll die Wichtigkeit der Funktion und Richtung der einzelnen Organ-Qi zeigen. Anhand der unterschiedlichen Symptome des erkrankten Pferdes kann man Rückschlüsse auf das betroffene Organ-Qi ziehen. Bei einer **akuten Atemwegsinfektion** des Pferdes kann das Lungen-Qi seine Richtung nach unten nicht einhalten. Durch die Umkehr nach oben entsteht Husten. Eine Behandlung des Lungen-Qi kann ausreichen, um eine Heilung zu erreichen.

Zu der Transportfunktion des Milz-Qi gehört, die Feuchtigkeit im Pferdekörper in Bewegung zu halten. Wird die Milz beispielsweise durch schlechte Nahrung, wie beispielsweise schimmeliges Heu, überlastet, kann sie ihrer Aufgabe nicht mehr gerecht werden. Es sammelt sich Feuchtigkeit in der Lunge, die sich zu Schleim verdichtet. Aus einem einfachen Husten entwickelt sich eine Bronchitis mit gelbem Schleimauswurf und einem tiefen, feuchten, vollen Husten.

Statt der Milzstörung kann aber auch ein Problem in der Niere (Shen) vorliegen, deren Aufgabe es ist, das von der Lunge herabführende Qi aufzunehmen. Eine geschwächte Niere kann dieser Aufgabe nicht nachkommen und der nachfolgende Husten, der durch das blockierte Lungen-Qi entsteht, ist trocken und gequält.

| Organ | Chinesische Bezeichnung | Fließrichtung des Qi |
|---|---|---|
| *LUNGEN* | *FEI* | *nach unten* |
| *HERZ* | *XIN* | *nach unten* |
| *MAGEN* | *WEI* | *nach unten* |
| *MILZ* | *PI* | *nach oben* |
| *LEBER* | *GAN* | *nach allen Richtungen im ganzen Körper* |

Je länger eine Krankheit andauert, umso komplexer wird das Geschehen und erfordert eine umfangreiche Diagnose.

## 2. Xue (Blut)

Blut oder Xue im chinesischen Sinn unterscheidet sich von unserer westlichen Auffassung von Blut. Die TCM bezeichnet Xue als eine sehr verdichtete, materielle Form von Qi. Xue fließt zusammen mit Qi in den Leitbahnen, den Meridianen. Qi ist für die Vitalisierung von Xue zuständig, ohne Qi wäre das Blut nur eine träge Flüssigkeit.

Xue entsteht hauptsächlich aus Gu Qi, der von der Milz gebildeten Nahrungsenergie. Das Lungen-Qi bewegt Gu Qi zum Herzen, wo es zu Blut transformiert wird. Dieser Umwandlungsprozess ist abhängig von Yuan Qi der Niere und Nieren-Jing, der Essenz.

### Funktionen von Xue

Qi und Xue fließen zusammen frei und ungehindert in den Meridianen, wenn das Pferd gesund ist. Beide Substanzen ergänzen sich und brauchen einander. Xue hat zu jedem Organ eine Beziehung. Die chinesische Lehre sagt: »Im Herzen wird Xue gebildet, deshalb regiert das Herz das Blut (Xue) und die Blutgefäße.« Die Milz ist für die Bildung von Xue mitbestimmend und hält Xue in den Blutgefäßen.

Die Leber speichert Xue und reguliert sein Volumen. Nachts und in Ruhe kehrt Xue in die Leber zurück, um zu regenerieren. Pferde, die in einem Herdenverband nicht akzeptiert und dadurch gejagt werden, finden nicht genügend Schlaf, um Xue regenerieren zu lassen. Sie magern ab und werden infektionsanfällig. Bei Bewegung fließt Xue durch die Gefäße, um die Muskeln und Sehnen zu ernähren. Erhalten die Sehnen zum Beispiel kein ausrei-

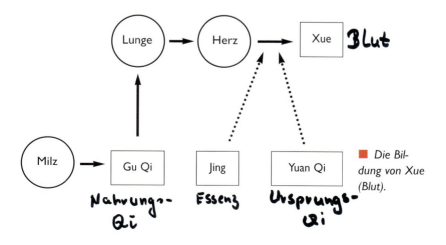

■ Die Bildung von Xue (Blut).

> **Die allgemeinen Funktionen von Xue**
> - Xue ist zusammen mit Qi für die energetische Ernährung des ganzen Körpers verantwortlich. Die ernährende Funktion des Blutes ist stark von Qi abhängig, da es durch Qi bewegt wird und so alle Gewebe und inneren Organe erreichen kann.
> - Xue befeuchtet und kühlt den Körper. So befeuchtet Leber-Blut die Augen, damit diese sehen können und die Bänder und Sehnen, damit diese beweglich bleiben.
> - Xue ist die materielle Basis für den Shen (Geist). Der Shen ist im Blut verankert. So werden Pferde, die im Sinne der TCM unter Blutleere leiden, rastlos, deprimiert, ängstlich und unruhig.

chendes Xue kann es zu einem Sehnenschaden kommen. Lungen-Qi bewegt Xue in den Blutgefäßen.

## 3. Jin Ye (Körperflüssigkeiten)

Jin Ye repräsentieren alle Flüssigkeiten des Körpers: Tränen, Schweiß, Urin, Speichel, Magensäfte und Gelenkflüssigkeiten. Sie stellen den Wasserhaushalt des Körpers dar.

**Jin** bedeutet Feuchtigkeit oder Speichel, **Ye** bedeutet Flüssigkeit. Bei Jin handelt es sich um klare, reine, bei Ye um dichtere, trübere Flüssigkeiten. Die Niere trennt beide Fraktionen und hilft, die trüben Körperflüssigkeiten auszuscheiden. Die Aufgabe der klaren Körpersäfte ist es, die Gewebe zu ernähren und zu befeuchten.

Die Verteilung der Körpersäfte im Körper erfolgt über die Leitbahnen des Dreifachen Erwärmers, des San Jiao. Dieser ist der Meridian im Körper, der keinem spezifischen Organ zugeteilt ist, sondern spezielle Aufgaben erfüllt.

Er besteht aus drei Anteilen. Vom Kopf bis zum Zwerchfell wird das Pferd vom Oberen Erwärmer versorgt. Für den mittleren Teil bis zum Becken ist der Mittlere Erwärmer zuständig und für das hintere Drittel der Untere.

### Bildung der Jin Ye

Die Körperflüssigkeiten werden aus der Nahrung gewonnen und von der Milz umgewandelt und unterteilt. Die klare, leichte Fraktion der Flüssigkeiten wird zum Oberen Erwärmer transportiert, von wo die Lunge einen Teil an die Haut und einen anderen Teil zur Niere weiterleitet.

Die trübe, schwere Fraktion fließt weiter zum Dünndarm und wird dort wieder in klare und trübe Bestandteile aufgeteilt. Die klare Fraktion fließt zur Blase, die Trübe zum Dickdarm. Auch die Blase transformiert ihre Flüssigkeiten und trennt sie in klare und trübe Fraktionen auf. Die klaren Flüssigkeiten fließen aufwärts und an die Körperoberfläche. Dort wird aus ihnen Schweiß gebildet. Die trüben Flüssigkeiten werden als Urin ausgeschieden. Die Transformation der Flüssigkeiten in der Blase ist vom Nieren-Yang abhängig.

Die Bildung der Körperflüssigkeiten ist somit das Resultat einer Serie von Reinigungsvorgängen. Die Flüssigkeiten werden mehrmals in reine und unreine Fraktionen aufgespalten, wobei die klaren Anteile nach oben und außen, die trüben nach unten weiterfließen.

## 4. Shen (Geist)

Shen wird mit Verstand, Geist oder Bewusstsein übersetzt. Ebenso wie bei der Übersetzung von Qi findet sich aber kein wirkliches Synonym. Shen gehört nach chinesischer Vorstellung genauso zum Körper wie beispielsweise der Darm oder die Leber, nur in einer sehr verfeinerten, reinen Form. Shen befähigt einen Menschen oder

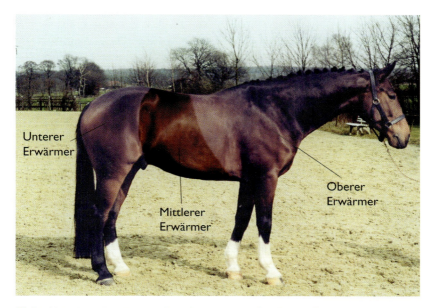

■ *Die Verteilung der Körpersäfte erfolgt über den Dreifachen Erwärmer.*

ein Tier zu denken, zu entscheiden und hat großen Einfluss auf sein Wesen. Shen bestimmt zum Beispiel die Persönlichkeit eines Pferdes.

Die Verwechslung mit dem chinesischen Begriff für Niere, die auch als Shen bezeichnet wird, ist möglich. In der Regel ist aber aus dem logischen Zusammenhang zu erkennen, was gemeint ist.

### Der Ursprung von Shen

Shen wird einesteils von den Eltern vererbt, anderteils von Jing und Qi gebildet. Im Gegensatz zur westlichen Anschauung ist der Geist (Shen) im Herzen verankert. Da im Herzen Blut produziert wird, ist Blut die Basis von Shen. Deshalb können sich bei Blutleere im Pferd Störungen des Shens, wie Rastlosigkeit, Ängstlichkeit, Gedächtnisschwächen oder, in schweren Fällen, Bewusstlosigkeit entwickeln. Ein Pferd mit plötzlich auftretenden Panikattacken wird in der TCM oft über das Herz behandelt.

Das Wissen über den Aufbau und die Funktionen der vitalen Substanzen der TCM sind Grundvoraussetzung, um eine Erkrankung am Pferd erkennen und behandeln zu können. Wie oben beschrieben, handelt es sich bei den vitalen Substanzen um verschiedene Ausdrucksformen von Qi. Shen ist die reinste, klarste und leichteste Form mit Yang-Charakter. Qi kommt in verschiedenen Reinheitsgraden vor. Jing ist schon materieller, hat aber noch sehr viel Energiecharakter. Xue ist noch materieller und die Jin Ye sind ziemlich substantiell mit ausgeprägtem Yin-Charakter.

## *Krankheitsbilder von Qi (Lebensenergie)*

Im vorangegangenen Abschnitt haben wir die Grundlagen von Qi kennen gelernt. Qi soll ungehindert und frei durch die Meridiane fließen, um die Gesundheit zu erhalten. Kann Qi dieser Aufgabe nicht nachkommen, können vier krankhafte (pathologische) Syndrome entstehen. Unter einem Syndrom versteht man die Zusammenfassung verschiedener Symptome. Husten, Schnupfen und Fieber sind beispielsweise Symptome einer Infektion.

### Die vier pathologischen Qi-Syndrome
- *Qi-Leere oder Qi-Mangel*
- *sinkendes Qi*
- *gestautes Qi*
- *rebellierendes Qi*

### Qi-Leere

Qi kann seinen Funktionen der Energieversorgung, Erwärmung und Körperabwehr nicht nachkommen. Ausdruck dieser Disharmonie sind die

# Krankheitsbilder von Qi (Lebensenergie)

Symptome: Müdigkeit, Mattigkeit, Lustlosigkeit, allgemeine Energielosigkeit, Infektionsanfälligkeit, spontanes Schwitzen, Absondern von der Herde, schleppender Gang, sehr triebig beim Reiten, Appetitlosigkeit.

Bei einer Qi-Leere werden alle Symptome durch Bewegung verschlimmert, weil Qi durch Aktivität verbraucht wird.

## Sinkendes Qi

Eine Sonderform des Qi-Mangels stellt das absinkende Qi dar. Wenn zu wenig Qi da ist, kann die Funktion der Lagestabilisierung innerer Organe nicht gewährleistet werden. »Alles drängt nach unten«. Die Symptome sind Sehstörungen, Enddarm- und Gebärmuttervorfall sowie Blutungen.

Qi-Leere und sinkendes Qi entstehen
- durch lange, schwere Krankheiten.
- infolge hohen Alters.
- durch ungenügende Ernährung.
- durch Überarbeitung oder Stress.

## Gestautes Qi

Um den Körper versorgen zu können, muss Qi ungehindert fließen können. Kommt es zu einer Qi-Stagnation entsteht Schmerz. Da Qi zusammen mit Blut (Xue) durch die Meridiane fließt, kommt es zusätzlich sehr rasch zu einem Blutstau.

### Schmerz
*ist das Leitsymptom der traditionellen chinesischen Diagnose Qi- und /oder Blutstau.*

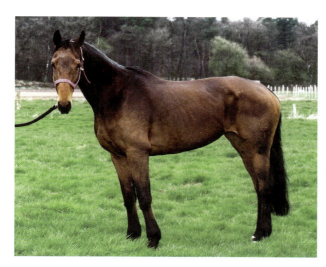

■ *Qi-Leere äußert sich zum Beispiel durch Erschöpfung, Absondern von der Herde und Appetitlosigkeit.*

Die Symptome, die beim Pferd dabei entstehen, sind Spannungsschmerzen mit wechselnder Lokalisation, zum Beispiel durch Blähungen (Koliken). Das gestaute Qi bewirkt eine lokale Fülle. Das Schmerzempfinden bleibt nicht an einer Stelle lokalisiert, sondern wandert. Im Gegensatz zur Qi-Leere wird die Qi-Stagnation durch Bewegung verbessert.

Die TCM betrachtet weiche, bewegliche Tumore oder Schwellungen, die entstehen und wieder verschwinden, als Qi-Stagnation.

Eine Qi-Blockade ist häufig das Resultat von:
- psychischen Faktoren wie Ärger. Die harmonisierende, Qi verteilende Funktion der Leber ist gestört.
- Eindringen von exogenen pathologischen Faktoren (Seite 54).
- Zerrungen und Prellungen.

### Rebellierendes Qi

Qi bewegt sich in verschiedene Richtungen innerhalb des Körpers. Jedes der inneren Organe bewegt sein Qi in eine bestimmte Richtung, um bestimmte Funktionen zu erfüllen. Das rebellierende Qi bewegt sich in die Gegenrichtung. Das Magen-Qi soll nach unten fließen. Rebelliert das Qi, fließt es nach oben und Symptome wie Übelkeit oder Sodbrennen treten auf.

Das Lungen-Qi soll nach unten fließen. Rebellierendes Qi fließt nach oben. Symptome wie Husten, Auswurf oder Atemnot treten auf. Ursache kann das Eindringen eines exogenen pathogenen Faktors oder die Ansammlung von Schleim in der Lunge sein.

## *Krankheitsbilder von Xue (Blut)*

Damit das Pferd vital ist und sich ungehindert bewegen kann, muss das Blut frei und ungehindert zusammen mit Qi durch die Meridiane fließen. Ebenso wie beim Qi gibt es Krankheitssyndrome, die entstehen können.

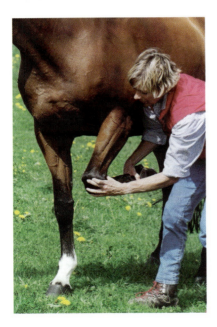

■ *Eine Lahmheit, die sich durch Bewegung verbessert, wird als Qi-Stagnation bezeichnet.*

## Krankheitsbilder von Xue (Blut)

> **Die drei pathologischen Blut-Syndrome**
> - Blutleere
> - Blutstauung
> - Hitze im Blut

### Blutleere

Bei Blutleere kann das Blut seinen Aufgaben, den Körper zu nähren und zu befeuchten, nicht mehr nachkommen. Die Symptome der Blutleere sind: Zittern, Schlaflosigkeit, Müdigkeit, Durchblutungsstörungen, blasse und trockene Schleimhäute, stumpfes Fell mit Haarausfall, trockener Kot, Sehstörung und langandauernder Leistungsabfall.

Blutleere kann infolge eines Blutverlustes oder als Resultat einer Milz-Magenschwäche entstehen. Besteht ein Qi-Mangel über eine längere Zeit kommt es sehr häufig zu Blutmangel. Zum Beispiel können nach wiederholtem, extremen Schwitzen, welches das Qi erschöpft, Symptome des Blutmangels auftreten.

Die Abhängigkeit von Qi und Blut kennzeichnen folgende Lehrsätze der TCM: Qi hält das Blut – Qi ist der Befehlshaber des Blutes. Blut nährt das Qi – Blut ist die Mutter des Qi.

### Blutstauung

Blutstauung wird von exogenen pathogenen Faktoren oder Qi- und Blut-Mangel ausgelöst. Wie bei der Qi-Stagnation entsteht Schmerz, der aber stechend ist und lokalisiert, das heißt er wandert nicht. Die TCM sieht harte, unbewegliche Tumore und Organschwellungen als Blutstauung an. Die Ursachen für Blutstauungen sind äußere Einflüsse wie Schlagverletzungen, exogene pathogene Faktoren wie Hitze und Kälte oder auch Qi-Leere oder Qi-Stauung. Hitze im Blut wird in der TCM als Sonderform der Blutstauung betrachtet.

### Hitze im Blut

Infolge von äußeren und inneren Hitzezuständen, insbesondere von der Leber ausgehend, kann es zu Hitze im Blut (Xue) kommen. Eine der Aufgaben von Xue ist die Kühlung und Befeuchtung des Körpers. Beim Syndrom »Hitze im Blut« kann diese Aufgabe nicht mehr erfüllt werden. An der Haut entstehen Juckreiz, punktförmige

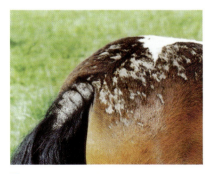

■ Die chinesische Diagnose **Hitze im Blut** beschreibt beispielsweise eine Form des Sommerekzems, die mit Juckreiz, Blutungen und Haarausfall einhergeht.

# Theoretische Grundlagen der Akupunktur

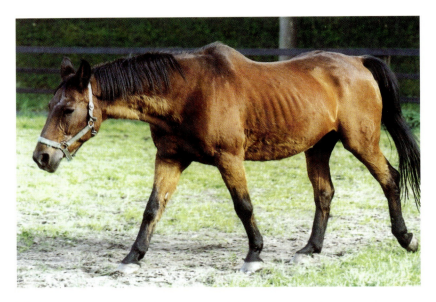

■ *Stumpfes Fell, Haarausfall, abmagern und Erschöpfung sind Symptome der TCM-Diagnose **Blutleere**.*

Blutungen, Ekzeme und Rötungen. Die Pferde zeigen eine Unruhe, die sich von Nervosität bis Panik steigern kann.

## *Krankheitsbilder der Jin Ye (Körperflüssigkeiten)*

Jin Ye stehen in enger Verbindung zu Qi und Xue. Qi wandelt die Flüssigkeiten um und transportiert sie. Qi hält die Flüssigkeiten im Körper. Entsteht Qi-Mangel, kann es zu spontanem Schwitzen (Lu-Qi-Mangel), Harninkontinenz (Nieren-Qi-Mangel) oder Scheidenausfluss (Milz-Qi-Mangel) kommen. Es gibt drei krankhafte (pathologische) Syndrome der Körperflüssigkeiten.

### *1. Mangel an Körperflüssigkeiten*

Ein Mangel an Körperflüssigkeiten führt zur Trockenheit. Betroffen sind vor allem Lunge, Magen, Niere und der Dickdarm. Trockenheit in der Lunge zeichnet sich durch trockenen Husten und trockene Haut aus. Der Mangel an Jin Ye im Magen, ist an einer trockenen Zunge mit horizontalen Rissen kombiniert mit einem trockenen Maul zu erkennen. Das Pferd hat sehr wenig Durst und trinkt in kleinen Schlucken. Die Niere reagiert mit vermindertem Harnfluss. Trockene Kehle und trockene Schleimhäute weisen auf einen Mangel hin. Der Dickdarm kann keinen normalen Kot produzieren, er ist extrem trocken.

**Mangel an Jin Ye entsteht:**
- durch *übermäßiges Schwitzen*.
- durch *mangelhafte Umwandlung von Flüssigkeiten aus der Nahrung*. (Der Magen ist die Quelle der Körperflüssigkeiten und es kommt bei Magen-Qi oder Magen-Yin-Mangel zu Jin-Ye-Mangel.)
- durch *lang andauerndes Erbrechen*.
- durch *lang andauernden Durchfall*.

## 2. Ödeme

Dieses Syndrom entsteht durch einen Füllezustand der Jin Ye in Lunge, Milz und Niere. Alle drei Organe sind für die Umwandlung und den Transport der Körperflüssigkeiten verantwortlich. Wird diese Aufgabe nicht vollständig erfüllt, lagern sich die Flüssigkeiten unterhalb der Haut ab.

## 3. Schleim (Tan)

Schleim wird als eine veränderte Form der Körpersäfte Jin Ye verstanden. Es tritt eine Erhöhung der Viskosität auf. Schleim (Tan) ist ein in der Praxis sehr häufig vorkommendes Krankheitsbild.
Es gibt zwei Arten von Schleim:
1. Substanzhafter oder sichtbarer Schleim

Dieser kann gesehen werden, zum Beispiel als Sekret aus der Lunge beim Abhusten.
2. Substanzloser oder unsichtbarer Schleim

Dieser kann sich unter der Haut als (unsichtbare) Knoten ablagern, zum Beispiel Lymphknotenschwellungen, Schilddrüsenvergrößerung oder Fettgeschwülste.

> **Die drei pathologischen Syndrome der Jin Ye**
> - *Mangel an Körperflüssigkeiten*
> - *Ödem*
> - *Schleim*

## Die Meridiane – Leitbahnen der Energie

Die Ausführungen über die Entstehung von Qi und seine Aufgaben hat gezeigt, dass ein intaktes Qi Voraussetzung für die Gesunderhaltung von Mensch und Tier ist.
Qi bewegt sich nicht willkürlich im Körper, sondern fließt nach chinesischer Vorstellung im Organismus von Mensch und Tier durch ein vernetztes System von Haupt- und Nebenkanälen. Diese Wege des Qi werden Jing Luo genannt. Die westliche Übersetzung lautet Leitbahn oder auch Gefäß, jedoch hat sich bei uns die Bezeichnung Meridian eingebürgert.

# Theoretische Grundlagen der Akupunktur

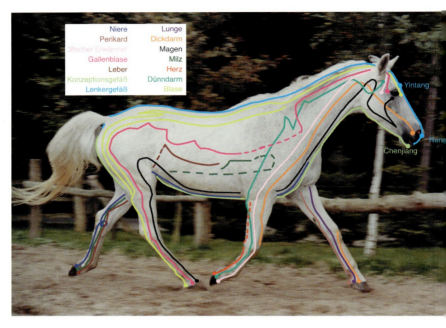

■ *Die Meridiane überziehen die Körper wie ein Flusssystem.*

Es gibt 12 Hauptmeridiane, die untereinander verbunden sind. Bei Störungen innerhalb des Meridiansystems, werden entsprechende Akupunkturpunkte schmerzhaft und erlauben so dem Untersuchenden eine Diagnose.

Die 12 Hauptleitbahnen sind symmetrisch angelegt, so dass jeder Meridian auf der linken wie auf der rechten Körperseite einmal vorhanden ist. Das gleiche gilt für die auf ihnen gelegenen Akupunkturpunkte.

Jeder Meridian ist entweder Yin oder Yang zugeordnet. Es gibt sechs Yin-Meridiane und sechs Yang-Meridiane. Jeweils ein Yin- und Yang-Meridian bilden ein Paar. Der Magen-Meridian (Yang) ist mit dem Milz-Meridian (Yin) gekoppelt. Das Meridiansystem verhält sich wie ein großes verzweigtes Flussnetz. Entsteht durch einen Schmerz oder eine Erkrankung ein Stau im Meridian, entspricht das einem Stau in einem größeren Flussarm.

Als Folge erhalten viele kleine Verzweigungen hinter der Blockierung kein Wasser, während sich davor das Wasser in die größeren Flussarme zurückstaut. Auf unsere Meridiane bezogen bedeutet dieses, dass viele Punkte druckempfindlich werden, da

# Die Meridiane – Leitbahnen der Energie

> ### Meridiane – die Leitbahnen
> Meridiane werden als Leitbahnen angesehen, durch die Energie, Qi, wie in einem Flussbett fließt. Meridiane verlaufen in der Nachbarschaft von Blut-Lymphgefäßen und Nervenbahnen. Alle Meridiane zusammen bilden ein vernetztes Kanalsystem an der Körperoberfläche sowie im Körper. Qi bewegt sich innerhalb der Meridiane und hilft Xue und Körperflüssigkeiten zu verteilen. Eine Ausnahme stellt das Abwehr-Qi oder Wei Qi dar. Es fließt nicht innerhalb der Meridiane sondern zirkuliert unter der Haut.

mehrere Flussabzweigungen durch den Stau betroffen sind. Tatsächlich liegt aber nur eine Hauptstörung vor. Staue oder löse ich jetzt an den vielen Stellen, bringe ich unter Umständen das ganze Flusssystem völlig durcheinander, ohne die Hauptblockade zu erkennen und zu beseitigen.

Aus diesem Grund muss immer die Primärerkrankung abgeklärt werden, dann folgt die Entscheidung, welcher Meridian betroffen ist und welche Punkte genadelt werden müssen.

Auf den Meridianen liegen die Akupunkturpunkte, über die man die Energie im Meridian und den zugehörigen Organen beeinflussen kann.

Die Meridiane weisen neben ihrem Verlauf an der Körperoberfläche noch Verbindung zu einem inneren Organbereich auf. Der Lungen-Meridian hat zum Beispiel eine Verbindung zur Lunge. Das bedeutet, bei einer Atemwegserkrankung kann über Akupunkturpunkte des Lungen-Meridian die Lunge behandelt werden.

Da alle Leitbahnen entlang den Gliedmaßen verlaufen und die Gelenke überqueren, können Blockaden des Energieflusses dort zu Schmerzen und damit zu Lahmheiten führen. Der Gallenblasen-Meridian verläuft über die Hüfte. Bei einer Hüftlahmheit ist dieser Meridian betroffen und sollte durch eine Akupunktur behandelt werden.

## Die Organuhr

Die Ärzte im alten China stellten im Ablauf eines Tages wechselnde Qi-Konzentrationen im Körper fest. In einem 24-Stunden-Zyklus zirkuliert Qi einmal durch jeden Organbereich und jeden Meridian. Aus der Organuhr ist zu ersehen, zu welchem Zeitpunkt der jeweilige Organbereich und seine Leitbahnen mit einem Maximum an Qi gefüllt sind. Treten Krankheitsanzeichen immer zu einer bestimmten Zeit auf, lässt das Rückschlüsse auf Störungen im jeweiligen Organbereich zu.

Der Verlauf der Meridiane und die Lage der Akupunkturpunkte findet sich im Anhang.

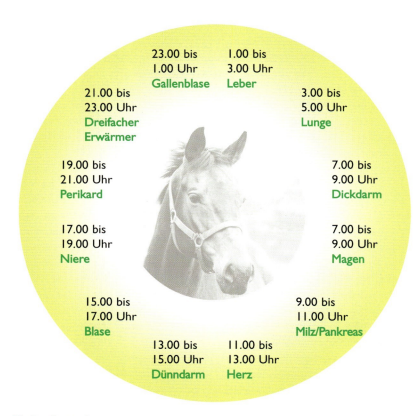

■ Die Organuhr

## Der Akupunkturpunkt

Jeder Meridian hat Öffnungen, die an der Hautoberfläche liegen. Die elektrische Leitfähigkeit in diesen Arealen ist stark erhöht, der Hautwiderstand erniedrigt. Diese Punkte stellen Zugänge dar, über die Einfluss auf den Energiefluss der jeweiligen Leitbahn und den Energiezustand des zugehörigen Organbereiches genommen werden kann. Sie werden als Akupunkturpunkte bezeichnet und können sowohl durch Nadeln als auch Fingerdruck stimuliert werden.

Die meisten Akupunkturpunkte liegen auf den Meridianen. In den alten chinesischen Behandlungsbüchern über Pferde, wird aber zusätzlich eine verhältnismäßig große Anzahl von Akupunkturpunkten angegeben, die nicht auf einem Meridian liegen. Diese tradi-

# Der Akupunkturpunkt

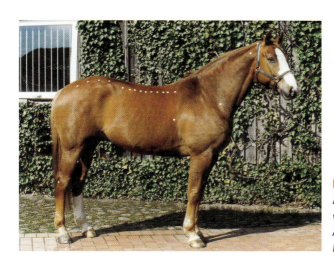

■ *Störungen im Meridiansystem werden über die Akupunkturpunkte behandelt.*

tionellen Punkte liegen auf dem Pferdekörper verteilt, ohne einen Bezug zu einem speziellen Meridian aufzuweisen. Sie haben eine sehr intensive Wirkung und sollten nach einer Akupunkturausbildung zusätzlich erlernt werden.

## Auffinden des Akupunkturpunktes

Die Lage der einzelnen Akupunkturpunkte ist genau festgelegt und erfordert vom Akupunkteur ein präzises Wissen über die Anatomie des Tieres. Die meisten Punkte liegen in kleinen Vertiefungen und beim Abtasten fühlt man eine veränderte Konsistenz der Haut. Diese Punkte verändern sich bei Erkrankungen und reagieren bei der Untersuchung schmerzempfindlich. Normalerweise sind diese Punkte druckunempfindlich. Da es für Laien oftmals schwierig ist, einen Akupunkturpunkt zu erfühlen, haben viele ein regelrechtes Aha-Erlebnis, wenn sie zum ersten Mal einen Akupunkturpunkt aufgespürt haben.

Auf dem Markt existieren Punktsuchgeräte, die beim Auffinden der Akupunkturpunkte helfen und das Lernen der Lage einzelner Akupunkturorte ersparen sollen. Beim Menschen funktioniert ein Punktsuchgerät hervorragend. Da der Akupunkturpunkt einen verminderten Hautwiderstand aufweist, kann das Gerät mit einer gewissen Sicherheit bei der Bestimmung der Punkte eingesetzt werden.

Die Tiere sind im Gegensatz zum Menschen behaart und es entstehen deshalb durch verschiedene Einflüsse, wie Regen, Nässe oder Aufregung, Faktoren, die den Hautwiderstand erhöhen oder erniedrigen und die Ergebnisse verfälschen. Lediglich an der haarlosen Innenseite des Ohres kann

## Das Cun – eine Maßeinheit

Die Chinesen wenden das Cun oder das Körperzoll an, um Entfernungen am Körper abzumessen. Die Breite des Endgliedes des Daumens entspricht einem Cun. Die Hand in Höhe der nahe dem Handteller gelegenen Fingergelenke entspricht drei Cun. Stimmen die Proportionen des Arztes mit denen des Patienten überein, kann mit dem Cun des Arztes gemessen werden. Bei deutlichen körperlichen Unterschieden, zum Beispiel bei Kindern, muss mit der Hand der Kinder das Maß angewendet werden. Misst man beim Pferd, geht man von einer mittelgroßen Hand aus.

das Punktsuchgerät effektiv angewendet werden.

Das Erlernen der Punktlokalisationen ist für die erfolgreiche Anwendung von Akupunktur und Akupressur daher grundsätzlich wichtig.

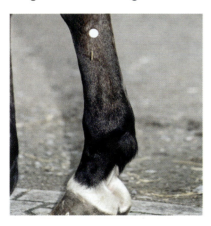

■ Jeder Akupunkturpunkt hat verschiedene Einsatzmöglichkeiten. Der Punkt D 4 heißt auf chinesisch Hegu. Er ist einer der stärksten schmerzlindernden Punkte, wird aber auch bei akuten Virusinfektionen akupunktiert.

### Die Namen der Akupunkturpunkte

Alle Akupunkturpunkte haben einen chinesischen Namen. Die Übersetzung der Namen gibt Aufschluss über die Lage, die Wirksamkeit und die Bedeutung des Punktes. Im Westen werden die Punkte anhand des Meridians, auf dem der Punkt liegt, benannt. Die Punkte sind nummeriert, zum Beispiel liegt Di 4 als vierter Punkt auf dem Dickdarm-Meridian. Jeder Meridian hat eine unterschiedliche Anzahl von Punkten. Auf dem Herz-Meridian liegen beispielsweise neun Akupunkturpunkte, der Blasen-Meridian ist mit 67 Punkten die Leitbahn mit den meisten bekannten Punkten.

### Funktionen der Akupunkturpunkte

Jeder Akupunkturpunkt hat mehrere Funktionen. Er wirkt als lokaler Schmerzpunkt direkt auf seine unmittelbare Umgebung. Ferner haben viele Punkte Wirkung auf Schmerzen ent-

## Akupunkturpunkt-Kategorien

Zahlreiche klassische Akupunkturpunkte lassen sich entsprechend ihrer Eigenschaften in bestimmte Punktkategorien gliedern.

| | |
|---|---|
| **Shu-Punkte** | Zustimmungspunkte. Sie liegen am Rücken auf dem Blasen-Meridian. Sie werden bei Störungen im Meridiansystem druckschmerzhaft und deshalb zur Diagnose und Therapie eingesetzt. |
| **Mu-Punkte** | Alarmpunkte. Sie werden zur Diagnose und Therapie bestimmter Organe verwendet. |
| **Xi-Punkte** | Akutpunkte. Sie dienen zur Behandlung akuter Erkrankungen. |
| **Tonisierungspunkte** | Energiefördernde Akupunkturpunkte. |
| **Sedierungspunkte** | Beruhigende Akupunkturpunkte. |
| **Hui-Xue-Punkte** | Meisterpunkte. Die acht Punkte haben intensiven Einfluss auf bestimmte Gewebe oder Organe. |
| **Kardinal-Punkte** | Schlüssel- oder Öffner-Punkte regulieren und öffnen die außerordentlichen Meridiane. Diese Sondermeridiane werden bei chronischen inneren Erkrankungen behandelt. |
| **Antike-Punkte** | Die fünf antiken Punkte liegen unterhalb des Ellbogens und des Knies. Jeweils ein antiker Punkt ist einem Element der Wandlungsphasen Holz, Feuer, Erde, Metall, Wasser zugeordnet. |
| **Ting-Punkte** | Erste antike Punkte. Sind die Anfangs- und Endpunkte der Meridiane an den Beinen des Pferdes. Sie liegen direkt über dem Kronsaum oder zwischen dem Hufballen. |
| **Yuan-Punkte** | Quellpunkte. Der dritte antike Punkt wird in Kombination mit dem Luo-Punkt zum Energieausgleich zwischen zwei gekoppelten Meridianen genadelt. |
| **Luo-Punkte** | Verbindungspunkt. Der Durchgangspunkt schickt Energie aus dem eigenen Meridian zum Yuan-Punkt des schwächeren gekoppelten Meridian. |

lang des zugehörigen Meridians sowie auf Erkrankungen der entsprechenden Organe. Als Fernpunkt beeinflusst der Akupunkturpunkt weiter entfernt liegende Regionen.

## Die fünf Wandlungsphasen

Die chinesische Medizin greift bei ihrer Lehre immer wieder auf Naturabläufe zurück. Hat man diesen Ansatz verstanden, stellt sich die medizinische Anwendung leichter dar.
Die vier Jahreszeiten werden als zyklisch verlaufende Elemente angesehen. Auf jeden Winter folgt ein Frühjahr, das in den Sommer übergeht, zum Herbst wird und wieder im Winter endet.
Die alten chinesischen Denker betrachteten eine Erkrankung und deren Eigenschaften und versuchen sie den Jahreszeiten zuzuordnen. Alle **kalten** Eigenschaften werden mit Winter, Nacht und Norden in Verbindung gebracht, alle **heißen** mit Sommer, Tag und Süden. Alle in **Wandlung** begriffenen Eigenschaften werden mit Frühling, Morgen, Osten verbunden und alle **stagnierenden** mit Herbst, Nachmittag und Westen. Die **harmonisierenden** und **sammelnden** Eigenschaften ordnen die Gelehrten dem Spätsommer zu, sodass aus vier Jahreszeit-Elementen fünf wurden.
Durch weiteres, genaues Beobachten und Beschreiben von Naturabläufen und Erkrankungen wurde dieses System erweitert und auch Farben, Geruch, Verhaltensweisen etc. dem jeweiligen Element, bzw. der Jahreszeit zugeordnet.

### Der Sheng-Zyklus

Die fünf einzelnen Elemente werden in einer Kreisform dargestellt. Dieser Zyklus der Elemente wird als Förderungs- oder Sheng-Zyklus bezeichnet und stellt sich folgendermaßen dar:
**Holz** wird dem Frühjahr und dem Wind zugeordnet.
**Feuer** verbrennt das Holz und gehört deshalb zum Sommer und zur Hitze.
**Erde** entsteht aus der verbrannten Asche und gehört zu Spätsommer und Feuchtigkeit.
**Metall** wird unter Bergen, die sich aus der Erde erheben, gefunden und wird deshalb dem Herbst und der Trockenheit zugeordnet.
**Wasser** trennt Erde und Metall; es entspricht dem Winter und der Kälte. Das Wasser stellt wieder die Grundlage für ein neues Wachstum des Holzes dar und ein neuer Zyklus beginnt.

### Der Ko-Zyklus

Da die Förderung für das Funktionieren eines solchen Systems allein nicht ausreicht, sondern auch eine Kontrolle existieren muss, gingen die chinesischen Philosophen von der Existenz eines Kontrollzyklus oder Ko-Zyklus aus, der das Gleichgewicht zwischen den Elementen erhält.

## Die fünf Wandlungsphasen

Die Kontrolle erfolgt über das Feuer, welches das Metall schmelzen lässt. Die metallene Axt spaltet das Holz, welches als gefällter Baum die Erde blockiert. Die Erde kann als Damm das Wasser aufstauen. Das Wasser löscht das Feuer.

Die Eigenschaften der fünf Elemente sind komplex und vielseitig, der Kreislauf verhält sich zudem nicht statisch, sondern ist in fortwährender Veränderung. Daher spricht man heute anstatt von den fünf Elementen auch von den fünf Funktionskreisen oder den fünf Wandlungsphasen. Alle Bezeichnungen finden sich in der Literatur und werden synonym verwendet.

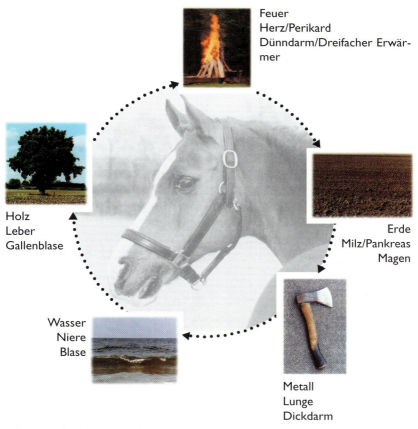

Feuer
Herz/Perikard
Dünndarm/Dreifacher Erwärmer

Holz
Leber
Gallenblase

Erde
Milz/Pankreas
Magen

Wasser
Niere
Blase

Metall
Lunge
Dickdarm

■ *Zyklus der Förderung – Sheng Zyklus*

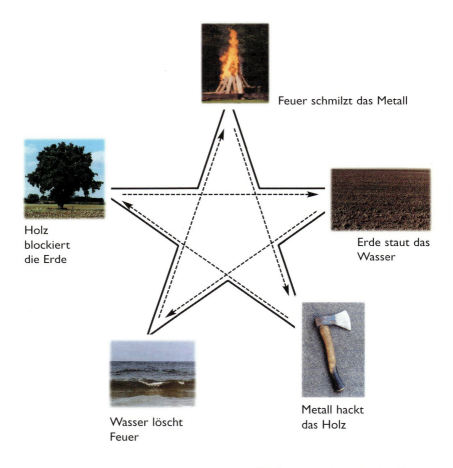

■ *Zyklus der Kontrolle – Ko Zyklus*

### Die fünf Wandlungsphasen mit ihren Organentsprechungen

Der Vorstellung folgend, dass unser Körper wie die Natur einem Regelkreis folgt, ordnete die Traditionelle Chinesische Medizin jedem Element ein Organpaar zu. Ein Organ besteht aus fester, kompakter Struktur, wie zum Beispiel die Milz (Pi), während das Partnerorgan, der Magen (Wei) ein Hohlorgan darstellt. Die kompakten Organe werden dem Yin, die Hohlorgane werden dem Yang zugeordnet.

Um Erkrankungen erkennen und behandeln zu können, ist das Wissen

## Die fünf Wandlungsphasen

über weitere Zuordnungen zu den Elementen erforderlich. Jedes Element entspricht einer bestimmten Jahreszeit, einer Tageszeit, einer Farbe, einem Sinnesorgan, einer Geschmacksrichtung, gewisser Körperschichten, verschiedener Lautäußerungen und ganz besonders wichtig speziellen Verhaltensweisen. Zusätzlich wird jedem Element ein Organpaar zugeordnet.

*Bindehautentzündung am Auge*
Ein einfaches Beispiel soll zeigen, wie wichtig diese Zuordnungen sind. Bekommt ihr Pferd jedes Jahr im Frühjahr eine Bindehautentzündung am Auge und ist es in dieser Zeit besonders reizbar oder ärgerlich, so ist die Holzphase (Frühling) betroffen und die Konjunktivitis wird über den Leber-Meridian mit dem Punkt Leber 3 behandelt.

### Die Fünf Elemente und ihre wichtigsten Entsprechungen

|  | Holz | Feuer | Erde | Metall | Wasser |
|---|---|---|---|---|---|
| Yin-Organ | Leber | Herz | Milz | Lunge | Niere |
| Yang-Organ | Gallenblase | Dünndarm | Magen | Dickdarm | Blase |
| Sinnesorgan | Augen | Zunge | Lippen | Nase | Ohren |
| körperliches Gewebe | Sehnen | Gefäße | Fleisch | Haut | Knochen |
| Gefühlsbewegung | Zorn | Freude | Grübeln | Traurigkeit | Angst |
| stimmlicher Ausdruck | Schreien | Lachen | Singen | Weinen | Stöhnen |
| Entwicklungsstufe | Geburt | Wachstum | Umwandlung | Ernte | Speicherung |
| Yin-Yang | kleines Yang | mächtiges Yang | Mitte | kleines Yin | mächtiges Yin |
| Himmelsrichtung | Osten | Süden | Mitte | Westen | Norden |
| Jahreszeit | Frühling | Sommer | (Spätsommer) | Herbst | Winter |
| Tageszeit | Morgen | Mittag | Nachmittag | Abend | Nacht |
| klimatischer Einfluss | Wind | Hitze | Nässe | Trockenheit | Kälte |
| Farbe | grün | rot | gelb | weiß | schwarz |
| Geruch | ranzig | verbrannt | aromatisch | metallisch | faulig |
| Geschmack | sauer | bitter | süß (neutral) | scharf | salzig |

## Die Organe aus Sicht der TCM

Die Organe werden in der Traditionellen Chinesischen Medizin als Zang Fu bezeichnet. Wie im vorangegangenen Abschnitt beschrieben, ordnet die TCM dabei die Organe den fünf Wandlungsphasen oder fünf Elementen zu. Die Organe haben teilweise Funktionen, die unserer westlichen Medizin entsprechen. Die Leber hat zum Beispiel sowohl in der Vorstellung der TCM als auch in der westlichen Medizin eine Entgiftungsfunktion. Die TCM hat eine viel umfassendere Art der Betrachtung eines Organs als die westliche Medizin.

Eine Lebererkrankung in der westlichen Medizin bedeutet, dass das Organ Leber erkrankt ist, und der westlich orientierte Arzt wird seine Behandlung auf die Veränderungen in der Leber richten.

In der Traditionellen Chinesischen Medizin bedeutet eine Lebererkrankung dagegen eine Disharmonie in der Wandlungsphase Leber/Gallenblase, die möglicherweise durch zu viel Ärger verursacht wurde. Denkbare Beschwerden sind ausgeprägte Muskelverspannungen an Genick und Hals, da das Leber-Qi für den reibungslosen Verlauf von Qi und für die Muskulatur zuständig ist.

Die Beachtung des unterschiedlichen Verständnisses in der westlichen Medizin und in der TCM ist wichtig, damit keine Missverständnisse auftauchen, wenn man von einer Lebererkrankung spricht.

Die Sicht der TCM beschränkt sich nicht allein auf den anatomischen Bau der Organe, sondern betrachtet die Organe als Zusammenspiel von Funktionen verschiedener Organsysteme. Aus diesem Grund wird zum Beispiel die Kombination Leber/Gallenblase als Funktionskreis Leber/Gallenblase bezeichnet. Diese Sichtweise lässt Laien manchmal ungläubig staunen, es ist aber wichtig diese Vorstellungen zu kennen, da sonst keine Heilung beim Einsatz der Akupunktur erzielt werden kann.

### Die TCM Organ-Funktionskreise

| Yin-Organ (Zang-Organ) | Yang-Organ (Fu-Organ) |
|---|---|
| *Leber (Gan)* | *Gallenblase (Dan)* |
| *Lunge (Fei)* | *Dickdarm (Dachang)* |
| *Milz (Pi)* | *Magen (Wei)* |
| *Herz (Xi)* | *Dünndarm (Xiaochang)* |
| *Niere (Shen)* | *Blase (Pangguan)* |

# Die Organe aus Sicht der TCM

Im Sinne der ganzheitlich ausgerichteten TCM gibt es immer einen körperlichen Anteil und einen psychischen Aspekt eines Organs. Psychischen Veränderungen wird sehr viel Beachtung geschenkt, weil sie häufig die ersten Anzeichen einer entstehenden Störung sind. Auch in der westlichen Medizin wissen wir, dass Stress Krankheit erzeugt, differenzieren diese Emotionen aber nicht auf einzelne Organe.

Die Speicher- oder Zang-Organe gehören zu Yin und haben immer eine Kopplung mit einem Hohl- oder Fu-Organ, das Yang zugehörig ist.

Aufgrund der Vorstellung von den fünf Wandlungsphasen gibt es in allen Organen eine stetige Umwandlung und gegenseitige Beeinflussung. Wie beschrieben erfolgt über den Sheng-Zyklus eine Förderung und über den Ko-Zyklus eine Kontrolle.

Die Behandlung der Organe erfolgt über die Akupunkturpunkte auf den Meridianen, da die Leitbahnen eine Verbindung zu den inneren Organbereichen haben. Zum Beispiel hat der Lungen-Meridian eine Verbindung zur Lunge. Ein Pferd mit einer Bronchitis wird durch Nadelung der Akupunkturpunkte des Lungen-Meridians behandelt.

Da alle Leitbahnen entlang den Gliedmaßen verlaufen und die Gelenke überqueren, können Blockaden des Energieflusses dort zu Schmerzen und damit zu Lahmheiten führen. Der Magen-Meridian verläuft über das Knie. Bei einer Knielahmheit ist dieser Meridian betroffen und sollte durch eine Akupunktur behandelt werden.

Jedes Organ wird durch Qi versorgt und hat ein eigenes Organ-Qi mit speziellen Funktionen. Wie im Abschnitt über die Organuhr nachzulesen ist, gibt es für jedes Organ eine bestimmte Uhrzeit, in der das Qi für dieses Organ am aktivsten ist (Maximalzeit). Symptome, die in bestimmten Stunden stärker werden, deuten auf eine Schwächung das Organs hin, das in dieser Zeit seine maximale Qi-Aktivität aufweist.

## *Wandlungsphase Holz (Leber/Gallenblase)*

Die Leber (Gan) verbindet sich als Yin-, Speicherorgan (Zang) mit seinem Yang-Partner, dem Hohlorgan (Fu) Gallenblase, zu einem Funktionskreis und gehört zum Holzelement. Der Zustand der Leber zeigt sich in der Lebhaftigkeit des Pferdes und dem Glanz seiner Augen. Die Leber ist ein überaus wichtiges Organ, weil sie Blut speichert und dafür sorgt, dass den Muskeln bei allen Aktivitäten genügend Blut und damit Energie zur Verfügung steht. Außerdem ist die Leber für die harmonische Verteilung des Qi im ganzen Organismus zuständig. Das schließt ein reibungsloses Funktionieren der übrigen Organe genauso ein wie den freien Fluss der Gefühle. Zu ihrem Einflussbereich gehören ferner die Sehnen und Bänder, aber auch das Hufhorn. Die Leber ist empfindlich gegen Wind und anfällig im Frühjahr. Ihre Maximalzeit liegt zwischen ein und drei Uhr.

Störungen der Organenergie äußern sich in vielfältiger Form. Probleme im Bereich der Sehnen und Gelenke führen zu Steifheit. Bröselige Beschaffenheit des Hufhorns kann Lahmheiten zur Folge haben. Bindehautentzündungen treten häufig im Frühjahr zu Beginn der Weidesaison auf. Ein Leber-Qi-Stau kann sich in einer Überempfindlichkeit des Pferdes beim Striegeln und Putzen äußern oder durch Muskelverspannungen manifestiert werden.

Gerät die Leber aus dem Gleichgewicht, treten Stauungs-, Hitze- und Trockenheitssymptome auf. Häufig sind die ersten Anzeichen einer Leber-Disharmonie psychische Veränderungen, wie Unrittigkeit, Wehren gegen die reiterlichen Hilfen und Aggressionen gegen andere Pferde. Kein Organ zeigt diese psychischen Imbalancen so deutlich wie die Leber, noch bevor körperliche Symptome entstehen. Da die Leber eine immens wichtige Funktion im Organismus einnimmt, sollte auf diese psychischen Veränderungen unbedingt geachtet werden.

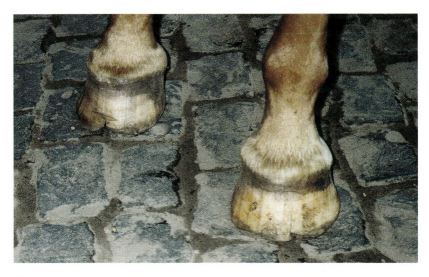

■ *Die Leber (Gan) ist für gesunde Hufe verantwortlich. Störungen im Hornwachstum weisen auf ein gestörtes Energiegleichgewicht hin.*

# Die Organe aus Sicht der TCM

> **Die Leber**
> - *speichert das Blut.*
> - *sorgt für einen reibungslosen, geschmeidigen Qi-Fluss.*
> - *kontrolliert die Sehnen.*
> - *zeigt sich in der Konsistenz der Hufe.*
> - *spiegelt sich im Auge.*

Auch wenn dem Pferd die Gallenblase (Dan) fehlt, sind die Funktionen dieses Organbereichs gemäß chinesischer Auffassung vorhanden. Dazu gehört in Kombination mit der Leber die Versorgung der Sehnen mit Qi, um ihre Beweglichkeit und Flexibilität zu sichern. Ein wichtiger psychischer Aspekt, der von einer harmonisch entwickelten Gallenblasenfunktion abhängt, ist die Fähigkeit, Entscheidungen zu treffen und diese gezielt umzusetzen. Die Maximalzeit liegt zwischen 23 und 1 Uhr. Störungen der Organenergie werden beim Pferd besonders dann sichtbar, wenn es ihm an Entschlusskraft fehlt oder es nicht genügend Kontrolle über schwierige Bewegungsabläufe aufbringt. Nachschleifen der Hinterhand und unkoordinierte Bewegungen, wie ataktisches Laufen, gehören zu Störungen der Gallenblase. Geht ein mutiges und entschlossenes Springpferd die Hindernisse im Parcours plötzlich zögerlicher an, deutet das auf einen Energiemangel in der Gallenblase hin.

Im Verlauf der Leitbahn liegen so wichtige Bereiche wie das Genick und das Hüftgelenk. Mangelnde Durchlässigkeit im Genick sowie fehlende Schubentwicklung oder Schwierigkeiten bei der Lastaufnahme können daher die Folge von Blockaden im Gallenblasen-Meridian sein.

## *Wandlungsphase Metall (Lunge/Dickdarm)*

Die Lunge ist neben den Verdauungsorganen das wichtigste energieliefernde Organ. Sie nimmt reines Qi aus der Luft auf und scheidet unreines Qi aus. Die Lunge beherrscht somit das Qi, die zur Verfügung stehende Menge sowie das kontinuierliche Fließen. Sie leitet das Qi zusammen mit Feuchtigkeit in den Körper hinab, um die Gewebe zu ernähren und alle Lebensabläufe zu unterstützen. Um den Körper gegen krankheitsauslösende Einflüsse mit einer Schutzhülle zu umgeben, verteilt sie Qi und Feuchtigkeit auch an der Körperoberfläche. Die Nase ist der Öffner der Lunge.

Zusammen mit ihrem Yang-Partner, dem Dickdarm, bildet die Lunge die Wandlungsphase Metall. Diese ist dem Herbst zugeordnet, und es treten besonders im Herbst Atemwegsprobleme auf.

Die Maximalzeit der Lunge liegt zwischen 3.00 und 5.00 Uhr.

Die Lunge ist besonders empfindlich gegen Trockenheit und wird der Emotion Traurigkeit zugeordnet.

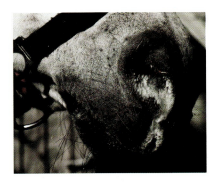

■ *Klarer bis eitriger Nasenausfluss weist im Sinne der TCM auf eine Störung des Lungen-Qi hin.*

Eine verminderte Lungenenergie äußert sich besonders durch Störungen im gesamten Bereich der Atmungsorgane wie Erkältungen und Husten. Außerdem treten Mangelerscheinungen der Haut und des Haarkleides auf, die eine trockene Haut und ein stumpfes Fell zur Folge haben. Auch eine schüttere Mähne kann die Folge einer Energieleere der Lunge sein. Energieblockaden im Meridianverlauf können Lahmheiten der Vorhand verursachen. Pferde, deren Lungenenergie geschwächt ist, zeigen wenig Leistungsbereitschaft.

Pferde, die ein starkes Lungen-Qi haben werden mit jeder Infektion in kurzer Zeit fertig, dagegen kämpfen Pferde mit schwachem Lungen-Qi schon bei geringradigen Erkältungen lange mit der Erkrankung und neigen zu erneuten Infektionen.

*Praxis-Beispiel*
Springpferd: Wallach, 9-jährig
Vorbericht: Das Pferd hatte im Winter vor vier Jahren eine Virusinfektion mit anschließender schwerer Bronchitis durchgemacht. Eine Behandlung mit Antibiotika und schleimlösenden Medikamenten verlief erfolgreich. Im darauf folgenden Winter begann das Pferd zu husten und erbrachte keine volle Sportleistung mehr. Eine Behandlung mit ACC und Ventipulmin sowie die Umstellung auf Späne und die Fütterung von nassem Heu verringerte die Hustenanfälle, aber eine vollständige Wiederherstellung der Leistung konnte nicht erreicht werden.

Die chinesische Untersuchung ergab eine Lungen-Qi-Schwäche aufgrund eines Nieren-Yang-Mangels. Das Pferd wurde dreimal im Abstand von zehn Tagen behandelt. Nach der zweiten Behandlung setzte reichlicher Nasenausfluss ein. Dieser war zu Beginn zäh und gelblich, wurde aber mit der Zeit flüssiger und

> **Die Lunge**
> ■ herrscht über Qi und die Atmung.
> ■ kontrolliert Meridiane und Blutgefäße.
> ■ kontrolliert Verteilen und Absteigen von Qi und Körperflüssigkeiten im Körper.
> ■ kontrolliert Haut und Haare.
> ■ regiert die Stimme.

weißlich. Das Pferd war unverändert müde und abgeschlagen. In der dritten Behandlung wurde die Moxibustion eingesetzt, das heißt ein Stück getrocknetes Moxakraut auf die Nadel des Nieren-Shu-Punktes gesetzt und angezündet. Dadurch wurde dem Pferd Energie zugeführt. Zwei Tage nach dieser Behandlung rief der Besitzer an und erzählte, sein Pferd sei wie umgewandelt und würde auf der Weide herumtoben. Insgesamt erfolgten sieben Behandlungen in immer größeren Zeitabständen. Das Pferd wird wieder erfolgreich im Turniersport eingesetzt und kommt im Herbst regelmäßig zur Kontrolle.

## Der Dickdarm (Dachang)

Der Dickdarm ist das letzte Organ, in dem Nährstoffe aufgenommen werden, bevor die Ausscheidung des nicht verwertbaren Futteranteiles erfolgt. Ein fest-feuchter, gut geformter Kot weist auf einen gesunden Dickdarm hin. Die Maximalzeit liegt zwischen 5.00 und 7.00 Uhr morgens.

Ein Mangel an Organenergie kann sich sowohl in Verdauungsstörungen als auch Hauterkrankungen äußern, da mit der normalen Ausscheidung auch eine Entgiftung verbunden ist. Probleme im Dickdarm werden insbesondere mit Hitze, fehlgeleiteter Feuchtigkeit und Stauungen in Verbindung gebracht.

Außerdem sind eine Vielzahl von Erkrankungen im Leitbahnverlauf möglich. Dazu gehören Lahmheiten der Vorhand oder auch Entzündungen im Oberkiefer- und Nasenbereich, denn der Dickdarm-Meridian verläuft am Vorderbein, seitlich vom Hals zur Nase, obwohl sein zugehöriges Organ im unteren Teil des Körpers liegt.

## Wandlungsphase Erde (Milz/Magen)

Das Erdelement stellt den zentralen Kern des Körpers dar und wird als Mitte des Körpers bezeichnet. Die **Milz (Pi)** ist ein Zang-, ein Speicherorgan. Milz und Pankreas werden immer als ein Organ angesehen. Ihre Kopplung erfolgt mit dem Magen. Der Magen ist ein Fu, ein Hohlorgan.

Die Milz gewinnt aus der vom Magen aufbereiteten Nahrung das Nahrungs-Qi und transportiert es zur Lunge. Auch die vom Magen gewonnenen Flüssigkeiten werden von der Milz umgewandelt und im Körper transportiert. Das Milz-Pankreas-System entspricht somit der Verdauungsfunktion des oberen Verdauungstraktes.

Eine der wichtigsten Aufgaben der Milz ist ihr Anteil an der Blutbildung. Sie hält das Blut in seinen Bahnen und die Organe und Gewebe an den für sie vorgesehenen Orten. In der TCM heißt es: »Die Milz regiert das Blut und hält die Dinge an ihrem Platz.« Das Herz ist der Prinz des Kreislaufes, weil es das Blut in den Gefäßen führt. Die Leber ist der General, der den reibungslosen Fluss des Qi bestimmt. Wird diese Form von Regierung gestört, treten Blutungen unterschiedlicher Form auf. Dazu gehören Lungenblutung beim Pferd, Blut im Urin und Kot, sowie extrem leichte Verletzlichkeit der Haut und Schleimhäute, zum Beispiel des Zahnfleisches ebenso wie Anämie, das heißt Blutarmut.

Über die Versorgung aller Muskeln mit Nahrungs-Qi ist die Milz direkt an der Kraft der Gliedmaßen beteiligt. Pferde mit angelaufenen Beinen, die durch Bewegung dünn werden, haben eine geringradige Milz-Schwäche.

Die geistige Funktion der Milz beeinflusst das Denken im Sinne des Lernens, der Konzentration und der Merkfähigkeit. Eine auffällig schlaffe Unterlippe kombiniert mit Müdigkeit signalisiert beim Pferd eine Milzschwäche.

Die Milz ist empfindlich gegen Feuchtigkeit und Nässe. Aus diesem Grund reagieren Pi-Typen auf sehr nasse Silage mit Durchfall und angelaufenen Beinen. Ihre Maximalzeit liegt zwischen 9.00 und 11.00 Uhr.

Ein Mangel an Milzenergie hat Einfluss auf alle anderen Organe, da keine ausreichende Ernährung und Versorgung gegeben ist. Es entstehen Probleme wie schlechte Futterverwertung, Blähungen sowie allgemeine Verdauungsprobleme, Durchfällen oder Koliken. Störungen im gynäkologischen Bereich, zum Beispiel Gebärmuttervorfall nach der Geburt, sind auf eine Milz-Schwäche zurückzuführen. Die Milz hat eine hebende und am Platz haltende Funktion. Beim Uterusvorfall wird über milzstärkende Punkte diese wichtige Haltefunktion wieder hergestellt.

Auch Schleimansammlungen in den verschiedensten Körperregionen, wie etwa in der Lunge, sind auf eine Milz-Schwäche zurückzuführen. Beschwerden im Verlauf des Milz-Meridians führen zu Lahmheiten der Hinterhand und Empfindlichkeiten im Bereich der Rippenmuskulatur.

**Die Milz**
- *hält die Dinge an ihrem Platz.*
- *kontrolliert das Blut.*
- *kontrolliert die Muskeln und die vier Gliedmaßen.*
- *herrscht über Ernährung, Umwandlung und Transport.*

Der **Magen (Wei)** bildet mit der Milz das Nahrungs-Qi, das nach der Geburt vom Körper selbst erzeugt wird. In Magen wird das Futter fermentiert und gereift. Das schafft die Voraussetzung für die weitere Aufbereitung durch die Milz und den Dünndarm. Die Milz hat eine hebende Funktion nach oben, der Magen transportiert Qi nach unten. Eine Umkehr von Magen-Qi führt zum Erbrechen und wird als rebellierendes Qi bezeichnet. Seine Maximalzeit liegt zwischen 7.00 und 9.00 Uhr.

Ein Mangel an Magen-Organenergie ist die erste Vorstufe zu Verdauungsproblemen.

## Die Organe aus Sicht der TCM

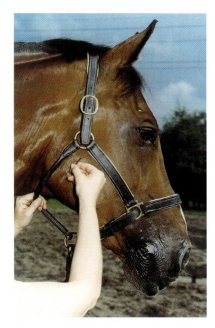

■ Durch die Akupunktur des Punktes Ma 6 (Yiache) werden Kiefergelenkschmerzen behandelt.

Der Magen ist sehr empfindlich gegen Trockenheit. Dieses kann beispielsweise durch Disharmonien in der Lunge oder der Niere entstehen, da beide den Körper befeuchten sollen. Durch Hitze und Trockenheit im Magen entstehen Magengeschwüre beim Pferd, die sich in Appetitlosigkeit, Müdigkeit und durch Koliksymptome zeigen. Häufig kauen diese Pferde leer, das heißt sie führen Kaubewegungen aus, ohne Futter im Maul zu haben und gähnen viel.
Im Verlauf der Magen-Leitbahn machen sich Störungen als Beschwerden der Gesichtsmuskulatur und der Zähne im Oberkiefer bemerkbar. Kiefergelenkschmerzen werden über den Magen-Meridian behandelt.
Meridian-Qi-Blockaden können aber auch Auslöser von Lahmheiten der Hinterhand sein, die häufig das Kniegelenk betreffen, da der Magen-Meridian über die Kniescheibe zum Huf verläuft.

### Wandlungsphase Feuer (Herz/Dünndarm)

Zur Wandlungsphase Feuer gehören nicht nur Herz und Dünndarm, sondern auch das Pericard und der Dreifache Erwärmer.

**Das Herz (Xi)** gilt als das königliche Organ. In der chinesischen Medizin ist das Herz an der Blutbildung beteiligt und führt das Blut durch die Gefäße des Körpers. Völlig anders als die westliche Medizin, betrachtet die TCM das Herz als den Sitz des Geistes. Das Herz beherbergt den Geist (Shen) im Sinne der seelischen, emotionalen und mentalen Äußerungsformen eines Lebewesens. Wie beim Xi-Typ beschrieben, neigen diese Pferde zu hysterischen Reaktionen, wenn sie im Ungleichgewicht sind und schwitzen häufig nach.
Das Herz öffnet sich in die Zunge und reagiert empfindlich auf Hitze. Die Maximalzeit liegt zwischen 11.00 und 13.00 Uhr.
Eine Störung der Organenergie kann bei Pferden dazu führen, dass sie zu

unvorhergesehenen Reaktionen neigen. Es ist kein Verlass auf solch ein Pferd. Häufig tritt Unruhe auf, spontanes Schwitzen, beispielsweise bei einer tierärztlichen Behandlung, aber auch beim Aufsitzen oder auf einem Turnier.
Blockaden im Meridian stören den reibungslosen Bewegungsablauf und können zu Lahmheiten der Vorhand führen.

> **Das Herz**
> ■ beherbergt den Geist.
> ■ regiert das Blut und kontrolliert die Blutgefäße.
> ■ kontrolliert das Schwitzen.

Der **Dünndarm (Xiao Chang)** ist der Yang-Partner des Yin-Organ Herz. Im Dünndarm wird die von Magen und Milz verdaute Nahrung ebenso wie Flüssigkeiten in reine und unreine Anteile aufgespalten. Die reinen Anteile bleiben dem Körper zur Verwertung erhalten und werden zum Dickdarm geschickt. Die unreinen werden zur Ausscheidung weitertransportiert. Die Maximalzeit liegt zwischen 13.00 und 15.00 Uhr.
Da der Dünndarm zur Trennung der Flüssigkeiten eine wichtige Rolle spielt, führt eine gestörte Organenergie zu Verdauungsproblemen wie Durchfällen, zu Entzündungen der Schleimhäute und zu übermäßigem oder eingeschränktem Harnfluss. Beschwerden im Meridianverlauf äußern sich als Lahmheiten der Vorhand. Besonders betroffen ist der Übergang von der Schulter zur seitlichen Brustwand. Bei mangelnder Durchlässigkeit im Genick sollte der Dünndarm-Meridian mit behandelt werden.

Das **Pericard (Jue Yin)** gilt in der chinesischen Medizin als Beschützer des Herzens. Somit hat es Anteil an allen Aufgaben des Herzens und unterstützt dessen Funktionen. Behandlungen von Störungen des Herzens erfolgen häufig indirekt, meist über Punkte dieses Meridians. Die Maximalzeit liegt zwischen 19.00 und 21.00 Uhr. Störungen der Organenergie äußern sich ähnlich denen, die beim Herzen auftreten. Insbesondere das lange Nachschwitzen nach dem Reiten in der Box, ist über die Leitbahn des Pericards zu behandeln. Stauungen im Leitbahnverlauf können zu Lahmheiten der Vorhand führen.
Informationen zum Dreifachen Erwärmer (San Jiao) sind im Abschnitt »Vitale Substanzen« nachzulesen.

## Wandlungsphase Wasser (Niere/Blase)
Die Wandlungsphase Wasser wird dem Winter, der Kälte und der Angst zugeordnet. Viele Pferde erkranken im Winter oder bei kaltem Wetter. Die zur Wandlungsphase zugehörigen **Niere (Shen)** hat in der chinesischen

Medizin ebenso wie in der westlichen Medizin die Aufgabe eines Ausscheidungsorgans. Auch hier gibt die traditionelle Medizin dem Organ Niere einen viel weiter gefassten Einflussbereich als in der westlichen Medizin. Die Niere speichert das Jing (Seite 54), die Lebensessenz, die auch als Samen des Lebens bezeichnet wird. Sie steuert die Entwicklungsvorgänge des Fohlens hinsichtlich seines Knochenwachstums und des Heranreifens zu einem fortpflanzungsfähigen Pferd. Der Niere kommt die Aufgabe zu, das von den Lungen herabgeführte Qi entgegenzunehmen und den Körper mit Wärme zu versorgen. Außerdem ist sie an der Qi- und Blutbildung beteiligt und mit für die Verteilung der Körperflüssigkeiten zuständig. Das Sexualverhalten und die Reproduktionsfähigkeit ist die wichtigste Aufgabe der Niere. Schlechte Spermaqualität oder Deckunlust wird über den Funktionskreis Niere/Blase behandelt.

Bei einer Schwäche der Niere kommt es zu Infektionsanfälligkeit, Aktivitätsmangel, Müdigkeit, Frieren, Suche nach Wärme und Angst.

Angst als Verhaltenweise muss nicht negativ gesehen werden, solange sich diese Angst durch vertrauensvollen Umgang in Selbstbewusstsein umwandeln lässt. Die Nervenstärke eines Pferdes im Sinne von Furchtlosigkeit ist ebenso Ausdruck von starker Nierenenergie wie ein üppiges Wachstum der Schweifhaare. Die Öffner der Nieren sind die Ohren. Die Maximalzeit dieses Organbereichs liegt zwischen 17.00 und 19.00 Uhr.

Störungen der Organenergie äußern sich vielfältig. Es entstehen Entwicklungs- und Fortpflanzungsprobleme, große Ängstlichkeit, Anfälligkeit für Erkältungskrankheiten, chronische Bronchitis, Müdigkeit, Frieren, Suche nach Wärme, Knochenwachstumsstörungen und Gelenksentzündungen.

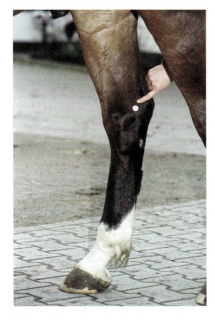

■ *Die Akupunktur des Punktes Ni 3 (Taixi) belebt das Nieren-Qi. Da die chinesische Niere für das Skelettsystem verantwortlich ist, werden Arthrosen beispielsweise über die Wandlungsphase Niere/Blase behandelt.*

Meridianstörungen zeigen sich vor allem an der Hinterhand am Sprunggelenk in Form von Energieblockaden, die zu Lahmheiten oder Bewegungsbehinderungen führen, wie zum Beispiel Spat, Schale oder Arthrosen.

Die **Blase (Pang Guan)** hat in der chinesischen Medizin außer der Speicherung des Harns und seiner Ausscheidung auch noch die Aufgabe, Flüssigkeit für die Harnbereitung umzuwandeln, wodurch sie an der Nierenfunktion gemäß westlicher Vorstellung beteiligt ist. Eine Blasenentzündung aus westlicher Sicht stellt eine Entzündung durch Bakterien dar. In der TCM wird eine Blasenentzündung als Hitze oder feuchte Hitze, unabhängig ob Erreger da sind oder nicht, verstanden.
Die Maximalzeit der Blase liegt zwischen 15.00 und 17.00 Uhr.
Da der Meridian am Auge beginnt und solch stark beanspruchte Körperbereiche des Pferdes wie Genick, Rücken, Kruppe und Hinterhand überquert, werden viele Beschwerden des Bewegungsablaufes und der Muskulatur durch Energieblockaden im Blasen-Meridian hervorgerufen.
Auf dem Blasen-Meridian liegen die Zustimmungspunkte der einzelnen Meridiane und Organe.

### Die Niere
- speichert die Essenz.
- regiert Geburt, Wachstum, Fortpflanzung und Entwicklung.
- regiert das Wasser.
- empfängt das Qi.

## *Pathogene Faktoren – krankmachende Einflüsse*

Aus Sicht der TCM ist ein Pferd gesund, wenn seine vitalen Grundsubstanzen, das heißt Qi, Xue, Jing, Jin Ye, Shen und Yin und Yang in Harmonie und im Gleichgewicht sind. Krankheit bedeutet ein Missverhältnis zwischen Yin und Yang oder ein Ungleichgewicht im Aufbau und Ablauf der vitalen Substanzen. Die chinesische Lehre beschreibt äußere und innere Einflüsse, welche die Gesundheit stören können. Diese disharmonierenden Einflüsse werden als pathogene, das heißt krankmachende Faktoren beschrieben. Es gibt Faktoren die von außen

### Die sechs äußeren pathogenen Faktoren
- *Wind*
- *Kälte*
- *Hitze*
- *Feuchtigkeit*
- *Trockenheit*
- *Sommerhitze*

einwirken und Faktoren, die von innen die Gesundheit des Tieres beeinflussen.
Nach traditioneller Vorstellung dringen die klimatischen Einflüsse von außen in den Körper ein. Dies kann über den Mund, das Gesicht, die Nase oder die Haut sein, besonders bei einem Wechsel der Temperatur oder der Jahreszeiten. Für die dadurch entstehenden vielfältigen Symptome ist die Stärke des Immunsystems (Wei Qi) von Bedeutung. Die Beschwerden können sehr wechselhaft sein und von einem Faktor in einen anderen übergehen. Zum Beispiel gehen bei einer beginnenden Infektion Kältesymptome, wie Frösteln, kalte Gliedmaßen, Blässe und Appetitlosigkeit bei einer zusätzlichen bakteriellen Infektion in innere Hitzesymptome über, die sich in Fieber, Schwitzen und großem Durst äußern. Der Reiter kennt solche Abläufe bei Atemwegsinfektionen seines Pferdes. Häufig fällt zuerst eine gewisse Müdigkeit und Unlust bei der Arbeit auf. Die Pferde fressen schlecht und das Fell wirkt stumpf und aufgeplustert, dabei zittern sie schnell. Verschlechtert sich die Erkrankung, tritt Fieber auf, das Pferd fühlt sich warm an und schwitzt.
Oft entstehen Kombinationen verschiedener Faktoren, wie Wind, Feuchtigkeit und Kälte bei schmerzhaften Erkrankungen.
Die äußeren Faktoren dringen in die Meridiane ein und führen zu Stagnation, Fülle oder Leere. Je weiter sie ins Innere des Körpers vordringen, umso mehr Schaden richten sie an. Die Therapie soll diese Faktoren ausleiten und das Pferd stärken, damit es sich gegen erneute krankmachende Einflüsse wehren kann.
Die sechs äußeren pathogenen Faktoren, die eine Erkrankung auslösen können, sind Wind, Kälte, Hitze, Feuchtigkeit, Trockenheit und Sommerhitze.
Einerseits sind damit tatsächlich klimatische Einflüsse gemeint, wie Kältebeeinträchtigung im Winter. **Kälte** kann Energieblockaden im Meridiansystem verursachen und damit Schmerzen erzeugen und zu Lahmheiten führen. Andererseits erzeugt der pathogene Faktor **Hitze** beispielsweise fieberhafte, bakterielle Infektionen, bei denen der Körper Hitzesymptome, wie Fieber, rote Schleimhäute, einen warmen Körper und Schwitzen zeigt.
Der pathogene Faktor **Wind** kann wandernden Juckreiz am Körper auslösen oder zu Muskelverspannungen führen.
Jeder weiß, dass Zugluft, wenn man am offenen Fenster sitzt, zu einem steifen Hals führen kann. Die chinesische Diagnose der verspannten Halsmuskulatur würde lauten: Angriff des äußeren pathogenen Faktors Wind.
Die TCM beschreibt immer die zu sehende Symptomatik. Eine gerötete Bindehautentzündung eines geschwol-

lenen Auges ist ein Fülle- und Hitzezustand.

Im Abschnitt der vitalen Substanzen wurde eine Form des Qi, das Wei Qi oder Abwehr-Qi, beschrieben. Die Aufgabe des Wei Qi beinhaltet die Körperabwehr gegen krankmachende Einflüsse. Es zirkuliert nicht in den Meridianen, sondern unter der Haut. Seine Funktion ist mit der Aufgabe des Immunsystems vergleichbar.

Trifft ein äußerer pathogener Faktor auf den Körper, kommt es zur Auseinandersetzung zwischen krankmachendem Faktor und dem Abwehr-Qi. Ist das Wei Qi stark, kann es den pathogenen Faktor abwehren.

Jedes Organ im Meridiansystem reagiert auf bestimmte äußere pathogene Faktoren empfindlich. Die Leber reagiert empfindlich auf den pathogenen Faktor Wind, die Milz auf den pathogenen Faktor Nässe.

Das Ziel der Akupunktur besteht im Ausleiten des pathogenen Faktors durch Nadelung bestimmter Akupunkturpunkte, die zum Beispiel Wind oder Hitze aus dem Körper entlassen.

### Der äußere pathogene Faktor Wind

Wind hat einen aktiven Charakter, ist also ein Yang-Faktor und wird dem Frühling zugeordnet. Da er Yang-Charakter hat attackiert er das Yin und das Blut (Xue). Er bewegt den Körper wie der Wind die Äste eines Baumes. Die Krankheitszeichen zeigen eine so genannte Windsymptomatik, die sich folgendermaßen äußert:

- Die Erkrankung tritt plötzlich auf, das entspricht dem Aufbrausen des Windes.
- Die Beschwerden können an verschiedenen Körperstellen auftreten. Das entspricht dem Richtungswechsel des Windes.
- Die Krankheit kommt und geht im Wechsel, das entspricht dem Wechsel zwischen Aufkommen und Abflauen des Windes.
- Es können Zittern, Krämpfe und Spasmen auftreten, die besonders den Oberkörper betreffen. Das entspricht der schüttelnden Bewegung, die der Wind in den Baumkronen hervorruft.
- Wind hat die Tendenz nach oben zu steigen.

Juckreiz, Bewegungseinschränkungen und neurologische Ausfälle werden als Folge des pathogenen Faktors Wind bezeichnet.

Ist das Immunsystem, das Wei Qi, nicht stärker als der angreifende pathogene Faktor Wind, kommt es zu Infektionen der Atemwege. Eine Erkrankung der Atemwege ohne hohes Fieber, mit dünnem, weißlichem Ausfluss ohne Schwitzen, wird als äußerer pathogener Faktor Wind-Kälte bezeichnet.

Wind kann in die Muskulatur, Sehnen, Gelenkbänder und in die Knochen eindringen. Die Folge ist eine Gelenksentzündung. Typisch für eine Windproblematik ist das Auftreten an verschie-

denen Gelenken oder wandernde Schmerzen.
Wind ist häufig mit anderen pathogenen Faktoren wie Feuchtigkeit oder Kälte kombiniert. Im Meridiansystem ist die Leber besonders empfindlich gegen Wind.

### Wind-Symptomatik
- *plötzliches Auftreten*
- *wechselnder Ort*
- *Tendenz aufsteigend*
- *Auf- und Abflauen der Erkrankung*

### Der äußere pathogene Faktor Kälte

Kälte steht im Gegensatz zur Hitze und ist ein pathogener Faktor vom Yin-Typ. Er greift das Yang an und kann zu Yang-Mangel führen. Unter Kälte wird einmal die klimatische Kälte, wie die des Winter, verstanden, aber auch Klimaanlagen oder langer Aufenthalt im kalten Pferdehänger führen zum Angriff von Kälte. Kälte führt immer zu einer Verlangsamung des Qi-Flusses. Fließt Qi zu langsam, kommt es zu Stagnation oder Blockaden in den Meridianen. Dadurch treten Schmerzen und Bewegungseinschränkungen auf. Die Bewegungen werden steif und unelastisch. Chronische Gelenkveränderungen, wie beispielsweise Arthrose, können entstehen.

Ein gesundes Qi soll den Körper erwärmen. Durch Eindringen des pathogenen Faktors Kälte kann es seiner Funktion, der Erwärmung des Körpers, nicht mehr nachkommen. Kälteempfindlichkeit, wie Frösteln und Schwächung des Abwehr-Qi, ist die Folge. Ein schwaches Abwehr-Qi kann sich schlechter gegen weitere äußere pathogene Faktoren durchsetzen, damit nimmt die Infektionsanfälligkeit zu. Der Puls ist dann langsam und gespannt, die Zunge blass.
Im Meridiansystem ist die Lunge besonders empfindlich gegen Kälte.

### Kälte-Symptomatik
- *Verlangsamung des Qi-Flusses*
- *Schmerz*
- *Frieren*
- *geschwächtes Wei Qi*
- *Gelenkarthrose*

### Der äußere pathogene Faktor Feuchtigkeit

Feuchtigkeit symbolisiert Trägheit, Schwere und Starre und entspricht einem pathogenen Faktor vom Yin-Typ, der das Yang verbraucht. Ein feuchter Stall oder die Unterbringung auf einer nassen Weide können einen disharmonierenden Einfluss haben. Wenn der Körper völlig durchnässt ist, wird er schwer. Feuchtigkeit hat die Tendenz, nach unten zu sinken, während der Wind gerne nach oben steigt. Feuchtigkeit oder Nässe ist in Kombination mit Wind, Kälte oder Hitze für die Entstehung von Schmerzen und Gelenkschwellungen zuständig. Die Gelenke sind dann prall gefüllt, mit angeschwollenem Gewebe drumherum, und die Pferde bewegen sich langsam. Auch in den Atemwegen kann durch Nässe der Hustenauswurf schmierig und klebrig werden. Feuchtigkeit und Nässe beeinflussen den Verdauungstrakt. Die Milz reagiert besonders empfindlich auf Feuchtigkeit. Es kann zu Durchfällen kommen.

Sammelt sich die Feuchtigkeit im Körper, kann es nach der Vorstellung der TCM zur Bildung von Schleim kommen. Der Schleim verfestigt sich und bildet Fettgeschwülste.

Feuchtigkeit, welche die Haut angreift, führt zu feuchten, schlecht heilenden Hautveränderungen. Der Puls des Pferdes ist schlüpfrig. Die Zunge klebrig und feucht.

Im Meridiansystem ist die Milz besonders empfindlich gegen Feuchtigkeit und Nässe.

### Nässe-Symptomatik
- absinkend
- Stagnation
- geschwollene Beine und Gelenke
- schleimbildend
- Verdauungsprobleme

## Der äußere pathogene Faktor Hitze

Hitze ist ebenso wie der Wind ein pathogener Faktor vom Yang-Typ, der Yin und Xue angreift. Der Hitzefaktor stellt sich in unterschiedlicher Stärke und Form dar – als Sommerhitze und Hitze. Sommerhitze tritt als äußerer krankmachender Einfluss auf, der zum Hitzschlag oder Kreislaufzusammenbruch führt. In unseren gemäßigten klimatischen Lagen spielt dieser Faktor keine bedeutende Rolle.

Als Hitzefaktor werden Bakterien bezeichnet. Ein Pferd mit einer akuten Bronchitis, hohem Fieber und warmer Haut leidet unter dem Eindringen des pathogenen Faktors Hitze. Hitze-Symptome sind gekennzeichnet vom Verlangen nach Wasser. Eine Verbesserung tritt durch Kühlen ein, weil die Hitze abgeleitet wird. Außerdem meidet ein Tier mit Hitzesymptomen die Wärme. Deutlicher als das Pferd zeigen dies Hunde, die sich bei einer Hitzesymptomatik gern auf kühle Fliesen legen, obwohl der besorgte Besitzer eine Heizdecke ins Körbchen gelegt hat.

Hitze hat wie der Wind eine aufsteigende Tendenz im Körper. Bei chronischem Verlauf entsteht nach traditioneller Vorstellung eine Schädigung des Herzens. Da das Herz den Geist kontrolliert, entstehen bei Herzdisharmonien psychische Probleme wie Schwindel, Bewusstseinsstörungen und Angstzustände. Der Puls ist schnell, die Zunge rot.

> **Hitze-Symptomatik**
> - großer Durst
> - Fieber
> - rote Schleimhäute
> - Kälte verbessert die Krankheitssymptome

## Der äußere pathogene Faktor Trockenheit

Trockenheit ist ein pathogener Faktor vom Yang-Typ. Damit verbraucht er Yin und Xue.

Trockenheit kann in heißen, trockenen Gebieten einen klimatischen Faktor darstellen. In diesen Landstrichen wird Körperflüssigkeit schnell verbraucht und es entsteht ein Mangel, wenn nicht genug getrunken wird.

Gibt es zu wenig Körperflüssigkeiten, wird der Körper ungeschmeidig und trocken. Das zeigt sich in trockenen, juckenden Hautveränderungen. Ebenso wie bei der Hitze tritt Durst auf, es wird aber meist nur in kleinen Schlucken getrunken. Die Beweglichkeit der Gelenke lässt nach. Trockenheit kann alle Organe wie beispielsweise Augen, Nase, Verdauungstrakt und Nieren betreffen.

Die Lunge ist besonders empfindlich gegen Trockenheit. Es kann zu trockenem Husten, kombiniert mit Asthma und Allergien, kommen.

### Innere emotionale Faktoren

Das System der fünf Wandlungsphasen ordnet den Yin- und Yang-Organen Gefühle und Verhaltensweisen zu. Deutliche Veränderung der Gefühlsfaktoren werden als »innere« Ursache von Organstörungen gewertet. Das gilt auch für die Pferde. Zu viel Ärger beeinflusst die Leberfunktion und führt zu Muskelverspannungen. Zu viel Angst schwächt die Niere und macht infektionsanfällig. Überforderung beim Lernen der Lektionen belastet die Milz und es können Magengeschwüre entstehen.

## Verschiedene Akupunkturtechniken

Die Methoden und Techniken der Akupunktur haben Vorteile und Nachteile. Ausschlaggebend für eine erfolgreiche Therapie ist das Wissen über ihre Anwendung und die Erfahrung des Akupunkteurs. Jede Therapie ist so gut wie ihr Therapeut.

### Akupunktur mit Nadeln

Akupunktur mit Gold- oder Silbernadeln war in China schon 202 v. Chr. bis 220 n. Chr. während der Han-Dynastie

> **Trockenheits-Symptomatik**
> - trockene, juckende Haut
> - trockene Schleimhäute
> - Durst
> - Bewegungseinschränkung

weit verbreitet. Heute verwendet man zur Akupunktur fast ausschließlich Nadeln aus Stahl. Alle Akupunkturnadeln werden vor der Anwendung sterilisiert, das heißt keimfrei gemacht, um Infektionen an den Einstichstellen zu vermeiden.

Anstatt Akupunkturnadeln können auch Einmalkanülen verwendet werden. Diese sind jedoch starr und unflexibel und mit ihnen kommt es häufiger als mit elastischen Akupunkturnadeln zu Schmerzreaktionen.

Außerdem haben Kanülen im Gegensatz zu den Nadeln keine geschlossene Spitze, sondern eine kleine Öffnung, die beim Eindringen ein Hautstückchen herausstanzt und dieses mit in die Tiefe des Gewebes nimmt. Daher ist diese Methode mit einem größeren Entzündungsrisiko verbunden als die Anwendung von geschlossenen Akupunkturnadeln. Diese gleiten zwischen den Hautschichten hindurch und üben einen geringeren Entzündungsreiz aus. Ein weiterer Vor-

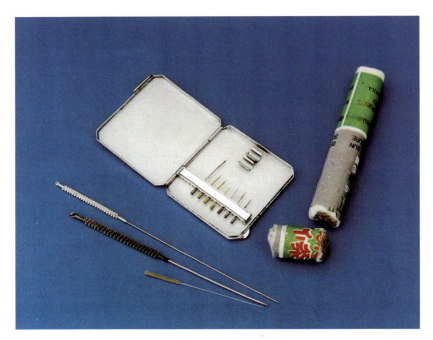

■ Die Akupunkturnadeln für Pferde sind unterschiedlich dick und lang. Je nachdem, welcher Akupunkturpunkt stimuliert werden soll und seiner Lage am Körper, wählt der Akupunkteur die passende Nadel aus.

# Verschiedene Akupunkturtechniken

teil der Akupunkturnadeln ist ihre Elastizität und Geschmeidigkeit, mit der sie sich den Gewebeschichten anpassen, so dass sie keine Schmerzen verursachen, selbst wenn sich das Pferd einmal während der Behandlung bewegt.

## *Körperakupunktur*

Die meisten Tier-Akupunkteure verwenden handelsübliche Einmalnadeln für Menschen, da die Hautdicke der Tiere unwesentlich von der des Menschen abweicht. Diese Nadeln werden nach einmaligem Gebrauch weggeworfen. Einmalnadeln haben den Vorteil, dass sie sehr scharf sind und sehr leicht durch die Haut gleiten. Der Pferdebesitzer ist oft erstaunt, wie friedlich sein Pferd sich bei der Akupunkturbehandlung verhält.

Die Akupunkturnadeln sind zwischen einem und dreißig Zentimetern lang und von unterschiedlicher Dicke.

Viele Einmalnadeln haben einen Plastikgriff, der für eine Moxibustion nicht geeignet ist. Bei dieser Behandlungsform wird nach dem Setzen der Akupunkturnadel durch die Haut ein Stück Moxakraut auf den Nadelgriff gesetzt und angezündet. Bei dieser Form der Akupunktur wird dem Körper Energie zugeführt. In Asien wurden zur Akupunktur und zur Durchführung einer Moxibustion Nadeln aus Ganzmetall verwendet. Alle asiatischen Nadeln werden mit der Hand hergestellt und sind dementsprechend teuer. Da man sie für mehrere Behandlungen verwendet, müssen sie nach jeder Akupunktur erneut sterilisiert werden. Außerdem werden sie bei mehrmaliger Anwendung stumpf und müssen mit einem Schleifstein wieder geschärft werden. Ich arbeite ausgesprochen gerne mit dieser Art von Akupunkturnadeln. Der Vorteil dieser Nadeln in der Pferdepraxis liegt in der Stabilität und Anpassung an Bewegungen des Patienten. Besonders im Rückenbereich kann die Nadel tief in die Muskulatur eingeführt werden. Jeder Akupunkteur bevorzugt seine Art von Nadeln.

In China werden zur blutigen Akupunktur, einer Methode, bei der man an bestimmten Punkten kleine Gefäße bluten lässt, Dreikantnadeln verwendet. Diese werden sehr schnell und nur ganz kurz in den Punkt gestochen. Durch die dreikantigen Spitzen der Nadeln blutet der Punkt anschließend. Ein Beispiel für die Anwendung einer blutigen Akupunktur ist die Rehe-Erkrankung eines Pferdes. Bei dieser Krankheit kommt es zu Entzündungsabläufen im Huf mit Blutstauung. Der Akupunkteur lässt Punkte über dem Kronsaum bluten, um einen Abfluss für das gestaute Blut zu geben. Für diese Art der Akupunktur ist es heutzutage vorteilhafter, mit sterilen, dickeren Kanülen zu arbeiten. Mit deren scharfen Ende wird der Akupunkturpunkt angeritzt und kann so bluten.

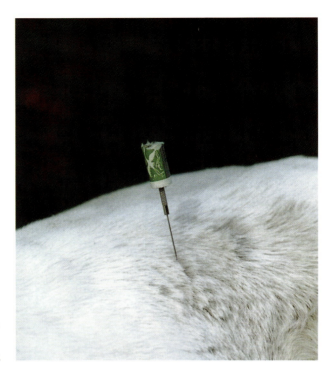

■ *Die Moxarolle wird auf die Akupunkturnadel gesteckt und angezündet – dadurch wird dem Körper Energie zugeführt.*

### De-Qi-Gefühl

Beim Einführen der Akupunkturnadel durch die Haut in tiefere Gewebsschichten entsteht ein Empfinden, das von Menschen als Kribbeln, Hitze- oder Kältegefühl, Druck-, Taubheits- oder Schweregefühle, aber auch als ein elektrischer Schlag beschrieben wird. Häufig zieht sich dieses Nadelgefühl an einem Meridianverlauf entlang. Dieses, als De-Qi-Sensation (De-Qi-Gefühl) bezeichnete Gefühl, zeigt dem Akupunkteur, dass seine Akupunkturnadel am richtigen Ort und in der richtigen Tiefe sitzt.

Stimuliert der Akupunkteur den Akupunkturpunkt durch heben und senken oder drehen der Nadel, kann er das De-Qi-Gefühl erneut auslösen.

Das Pferd kann dieses Gefühl nicht beschreiben, aber es reagiert oft mit einer plötzlich unübersehbaren Entspannung nach dem Setzen der Nadel.

### Moxibustion

Bei der Moxibustion werden Akupunkturpunkte durch Abbrennen von getrockneten Blättern der Pflanze *Artemisia vulgaris* (Beifuß) angewärmt.

# Verschiedene Akupunkturtechniken

Die Moxibustion hat wie die Akupunktur eine Jahrtausende alte Tradition. Beim Pferd wird auf den Griff der Akupunkturnadel ein Stück Moxarolle gesteckt und angezündet.

Die Hauptanwendungsgebiete der Moxibustion sind chronische Erkrankungen, so genannte Yin-Erkrankungen, zum Beispiel chronische Bronchitis, chronischer Durchfall, Schwächezustände und Erschöpfungsreaktionen sowie Kältegefühl im Körper.

Die TCM beschreibt Schwächeerkrankungen, die durch eine Schwäche der Lebensenergie Qi gekennzeichnet sind, als Leere-Erkrankungen. Das Anzünden des Moxakrauts führt dem Körper Energie zu.

Moxibustion darf nicht bei Fülle- und Hitzesymptomen angewendet werden, dazu gehören Erkrankungen wie Fieber, akute Infektionen, Blutungen und akute Entzündungen.

## *Ohrakupunktur*

Dr. Paul Nogier aus Lyon steht ohne Zweifel der Verdienst zu, die heutige Form der Ohrakupunktur gegründet zu haben. Er stellte bei einigen seiner Patienten Narben im oberen Ohrbereich fest. Alle diese Patienten hatten an medizinisch nicht beeinflussbaren Rückenschmerzen und Ischialgien gelitten. Deshalb hatten sie bei medizinischen Außenseitern Hilfe gesucht und waren durch Kleinstverbrennungen am Ohr geheilt worden. Nogier ersetzte das Glüheisen durch Nadeln und erarbeitete die Grundlage der Ohrakupunktur. 1957 gelangten seine Arbeiten nach China und wurden dort mit Begeisterung aufgenommen. Man erinnerte sich an das alte vergessene Wissen und konnte interessante Ergänzungen zu Nogiers Arbeiten anbieten. Der gesamte Körper kann auf der Innenfläche des Ohrs als so genanntes Mikrosystem wiedergefunden werden. Normalerweise zeigt das Ohr keine Akupunkturpunkte an. Erst wenn ein Organ gestört oder ein Schmerzgeschehen entsteht, reagieren bestimmte Punkte im Ohr. Diese sind druckempfindlich und weisen einen verminderten elektrischen Hautwiderstand auf. Da das Innenohr nicht behaart ist, kann auch beim Pferd der Punkt mit einem Punktsuchgerät gefunden werden. Dadurch kann das Ohr zur Diagnose und zur Therapie verwendet werden.

Die Ohrakupunktur ist eine sehr wirksame Akupunkturmethode. Sie kann allein oder in Kombination mit der Körperakupunktur angewendet werden.

In der Ohrakupunktur werden sehr kurze und dünne Nadeln verwendet. Diese sind am Griff mit einem Pflaster verbunden, dadurch kann die Nadel als Langzeitakupunkturnadel für mehrere Tage am Ohr verbleiben.

## *Elektropunktur und Elektroakupunktur*

Die Elektropunktur wirkt über dosierte elektrische Impulse auf die Akupunkturpunkte ein. Diese Impulse werden über elektrische Griffel, Elektroden oder so genannte Rollen vermittelt.

Die Elektroakupunktur gibt die elektrische Reizung von Akupunkturpunkten über eingestochene Nadeln weiter. Sie wird in der Abkürzung als EAP bezeichnet. Diese Art der Akupunkturanwendung fand relativ schnell Eingang in die Akupunkturanalgesie, das heißt Schmerzausschaltung.

Zu dieser Art der Schmerztherapie gehört die Anwendung des TENS- bzw. PuTENS-Gerätes, das vielen Reitern aus der Rückentherapie ihrer Pferde bekannt ist. **TENS** bedeutet **T**ranscutane **E**lektrische **N**ervenstimulation bzw. **P**unktförmige **T**ranskutane **E**lektrische **N**ervenstimulation. Das TENS-Gerät kann der Besitzer zuhause anwenden, sollte aber in Verbindung mit einem Tierarzt oder Akupunkteur verbleiben, der überprüft, wie das Gerät auf lange Sicht eingesetzt werden soll. Die angelegten Elektroden beeinflussen die Sehnen- und Muskelspindeln direkt. Niedrige Reizstärken tonisieren die Muskulatur und lösen Muskelkontraktionen (Muskelbewegungen) aus. Hohe Reizstärken beruhigen und entspannen die Muskulatur.

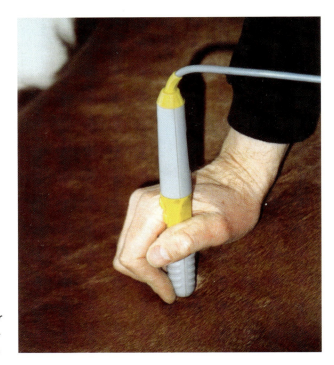

■ *Stimulation der Akupunkturpunkte mit dem Laser.*

## Elektroakupunktur und Nadelakupunktur im Vergleich

Die Akupunktur ebenso wie die Elektroakupunktur führen einerseits zu einer verbesserten Durchblutung im Muskel anderseits über die gezielte Beeinflussung von Reflexketten über die Muskel- und Sehnenspindeln zu einer Normalisierung des Muskeltonus. Das Pferd beginnt, seine verkrampfte Muskulatur zu entspannen, wird schmerzfrei und kann wieder über den Rücken arbeiten.

Im Gegensatz zur Elektroakupunktur, die eine reine Schmerztherapie darstellt, hat die Akupunktur ihr zusätzliches Einsatzgebiet bei inneren Erkrankungen.

## Injektionsakupunktur

Diese Form der Beeinflussung von Akupunkturpunkten wurde zu Beginn der 90iger-Jahre häufig angewendet. In den Akupunkturpunkt wird dabei ein Arzneimittel gespritzt. Als Injektionslösung können sowohl homöopathische Mittel als auch physiologische Kochsalzlösungen verwendet werden. Die Injektion soll die Akupunkturwirkung verstärken.

Dabei ist aber auf die Wirkung der verschiedenen Akupunkturpunkte zu achten. Diese sollte der Wirkungsweise des hömöopatischen Mittels nicht widersprechen. Außerdem kann es mit der Kanüle wie schon beschrieben zu einem größeren Entzündungsreiz kommen.

## Laserakupunktur

Der Laser wird zur Behandlung von Akupunkturpunkten am Körper und an den Ohren eingesetzt. Im Handel sind Laserbestrahlungen in Form von Laserduschen zur Behandlung breitflächiger Hautareale erhältlich. Für die Einzelpunktbehandlung gibt es einstrahlige Lasergeräte in unterschiedlichen Frequenzen.

Laser bedeutet: **L**ight **A**mplification by **S**timulated **E**mission of **R**adiation.

Die Anwendung der Laserstrahlen auf Akupunkturpunkte hat einen positiven Einfluss auf kranke und gestörte Zellen. Der Laser wird zur Schmerzreduzierung und zur Verbesserung der Wundheilung eingesetzt. Speziell in der Wundheilung werden sehr gute Erfolge verzeichnet.

Der Vorteil des Lasers ist die völlig schmerzlose Anwendung. Bei empfindlichen Tieren oder am Kopf- und im Ohrbereich kann der Laser mühelos eingesetzt werden. Nachteile sind die häufigeren Behandlungen, da der Laser nicht so intensiv wie die Akupunkturnadel wirkt.

# DIE FÜNF PFERDETYPEN

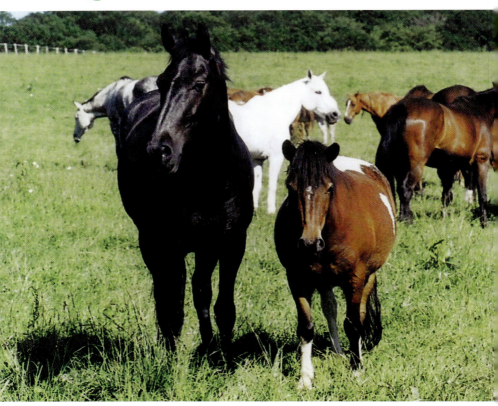

■ *Alle Pferde lassen sich auf Grund von Charakter, Verhalten und Körperbau in fünf Typen einteilen. Diese Zuordnung ist eine Voraussetzung für die erfolgreiche Akupunktur.*

Ziel der TCM ist, eine Erkrankung so früh wie möglich zu erkennen, bevor sie chronisch wird und ein Organ oder Gewebe massive Veränderungen aufweist. Schon kleine Disharmonien sollten daher erkannt und behoben werden, wobei besonders Verhaltensänderungen ernst zu nehmen sind, da sie auf ein beginnendes Problem hinweisen. Die Zuordnung von Gefühlen zu den Wandlungsphasen lässt Disharmonien leicht erkennen. Wie Menschen, können auch Pferde ihrem Typ entsprechend nach den fünf Wandlungsphasen eingeteilt werden.

Die Bestimmung von Pferdekonstitutionstypen bedeutet nicht, dass das Pferd krank ist, sondern ermöglicht eine Zuordnung zu einer Wandlungsphase. Jeder Reiter weiß, wie unterschiedlich die Pferde beim Ausritt im Wald auf einen unbekannten Gegenstand reagieren. Da gibt es den Ängstlichen, der sofort kehrt macht, den Zornigen, der nicht einsieht, dass er die Reiterhilfen annehmen muss und sich letztlich gegen den Reiter wehrt und den Gemütlichen, der langsam ohne Aufregung an allem Neuen vorbeigeht. Dieses individuelle, jedem Pferd eigene Verhalten lässt erste Rückschlüsse auf die zugehörige Wandlungsphase zu. Dadurch werden die Schwächen, aber auch die Stärken des einzelnen Tieres erkannt. Zum Beispiel ist ein im Gan- oder Leber-Typ stehendes Pferd besonders im Frühjahr anfällig für Infektionen, während ein Shen- oder Nieren-Typ eher in der kalten Jahreszeit erkrankt. Der Pferdetyp wird aber nicht nur durch das Verhalten, sondern zusätzlich auch durch seinen Körperbau und sein Zungenverhalten charakterisiert. Jeder Pferdebesitzer kennt einzelne Pferde, die sich ohne Probleme die Zunge aus dem Maul ziehen lassen und das Spielen mit der Zunge als angenehm empfinden. Meistens ist diese Zunge relativ groß, weich und feucht. Häufig haben diese Pferde ein großes, weiches Maul, mit langer Maulspalte und leicht herunterhängender Unterlippe. Andere Pferde wehren sich mit aller Macht, sobald man versucht, ihnen das Maul zu öffnen und die Zunge zu ergreifen. Die Zunge ist klein und fest und schlüpft sofort aus der Hand.

Auch die Beschaffenheit von Gelenken, Hufen und Muskulatur ist von Typ zu Typ verschieden. Wichtig ist es, alle Merkmale zu registrieren und anschließend in die Beurteilung einfließen zu lassen.

**Es gibt entsprechend den fünf Wandlungsphasen fünf Pferdetypen:**
- *den Shen- oder Nieren-Typ*
- *den Gan- oder Leber-Typ*
- *den Pi- oder Milz-Typ*
- *den Xin (Chin)- oder Herz-Typ*
- *den Fei- oder Lungen-Typ*

Die ersten drei Typen, sind für den Laien sehr gut zu erkennen. Für den Herz- und Lungen-Typ ist die Pulsdiagnose wichtig. Eine Typbestimmung kann durch einen erfahrenen Akupunkteur durchgeführt werden. Die Pferdetypen sind häufig vollständig einer Wandlungsphase zugehörig, können aber auch kombiniert auftreten. Ein Leber-Typ kann zum Beispiel auch eine Milzkomponente aufweisen.

Die Zugehörigkeit zu bestimmten Pferdetypen ist unabhängig von der Rasse. Ein gemütlicher Pi-Typ oder ein ängstlicher Shen-Typ tritt ebenso beim Kaltblüter wie beim Shetlandpony auf.

## Der Shen- oder Nieren-Typ  *Nicvl*

Der Shen-Typ wird der Wandlungsphase Wasser zugeordnet. Er ist sensibel und ängstlich, alles Neue verunsichert ihn und wird oft mit aufgeregtem Schnauben und nachfolgender Fluchtreaktion quittiert. Veränderungen in seinem gewohnten Umfeld, etwa ein Blumentopf in der Reithalle oder ein neu gestrichenes Tor am Hofausgang, führen zu großer Aufregung und erscheinen als unüberwindliche Hindernisse.

Diese Pferde suchen eine Anlehnung und folgen lieber einem ruhigen Führpferd durchs Gelände Durch Erfolgserlebnisse wird der Shen-Typ selbstsicherer und lässt sich besser reiten und ausbilden. Deshalb muss das Selbstbewusstsein dieses Typs durch lobende und beruhigende Worte unterstützt und aufgebaut werden.

Die Lernbereitschaft ist ausgeprägt, aber häufig mit Übereifer kombiniert. Alle Lektionen werden schnell begriffen, aber der Shen-Typ neigt dazu das Gelernte durcheinander zu bringen. Er ahnt voraus, welche Anforderung als nächstes kommt und führt die Lektion aus, bevor die korrekte Hilfengebung kommt. Nur geduldiges Wiederholen lässt ihn ruhiger und gelassener werden. Maulschwierigkeiten während des Reitens, hervorgerufen durch Schmerzen beim Zahnwechsel, finden sich häufig bei diesem Typ.

Ebenso wie beim Menschen hat die Psyche beim Pferd einen großen Einfluss auf das Immunsystem. Wird der eher ängstliche Shen-Typ körperlich und psychisch überfordert, treten Erkrankungen auf.

Pferde im Shen-Typ frieren schnell. Dabei springen sie nicht herum, um sich zu wärmen, sondern bleiben stehen und zittern. Im Winter zeigt sich eine Anfälligkeit für Infektionserkrankungen der Atemwege. Werden diese nicht ausreichend beachtet und therapiert, neigt der Shen-Typ zu chronischen Erkrankungen mit rezidivierendem Verlauf, das heißt er wird jeden Winter wieder krank.

In einer Herde verträgt sich der Shen-Typ sehr gut mit anderen Pferden, da

# Der Shen- oder Nieren-Typ

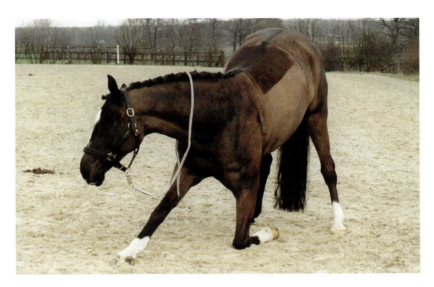

■ *Al Pacino steht im Shen-Typ, ist ängstlich und verpatzte dadurch einige Dressurprüfungen. Andererseits ist er eifrig und lernt gerne Lektionen aller Art.*

er sich leicht ein- bzw. unterordnet. Wird der Stall oder die Herde gewechselt, muss aufmerksam beobachtet werden, wie das Pferd in der neuen Herde zurechtkommt, da er leicht unterdrückt und drangsaliert werden kann. Jährlinge oder Zweijährige, die im Shen-Typ stehen und in einer Herde unterdrückt werden, erkranken häufiger, dadurch werden die Weichen für später auftretende Gesundheitsprobleme gestellt. Die These: »Der soll sich da mal durchbeißen, das tut ihm nur gut!«, gilt niemals für einen Shen-Typ, der immer gestärkt werden muss.

Die Pferde haben relativ helle Schleimhäute und eine kleine, feste Zunge, die

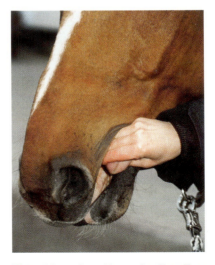

■ *Die kleine, feste Zunge des Shen-Typs lässt sich nur schwer fassen.*

**Die Merkmale des Shen-Typs im Überblick**
- Wandlungsphase Wasser
- kleine Zunge, helle Schleimhäute
- schwacher Puls
- ordnet sich in der Herde unter
- ängstlich
- übereifrig

sich nicht einfach fassen lässt. Das Maul ist häufig schmal und klein und die Maulspalte kurz. Die Stimme ist nicht großvolumig, sondern erinnert an das Wiehern eines Fohlens.

Der Shen-Typ ist ausgesprochen kontaktfreudig und auf den Menschen bezogen. Wenn er Vertrauen gefasst hat, begrüßt er seinen Reiter mit freudigem Wiehern.

In einer für ihn sicheren Umgebung und mit einem Reiter, der ihm Selbstvertrauen gibt und auf seinen Übereifer eingeht, kann der Shen-Typ jede Leistung erbringen.

## Der Gan- oder Leber-Typ

Der Gan-Typ wird der Wandlungsphase Holz zugeordnet. Diese Pferde sind dominant. Sie sind mutig und unerschrocken, aber sie können sich sehr ärgern. Ein altes Sprichwort sagt: »Mir ist eine Laus über die Leber gelaufen« oder »Mir steigt die Galle hoch«. Die-

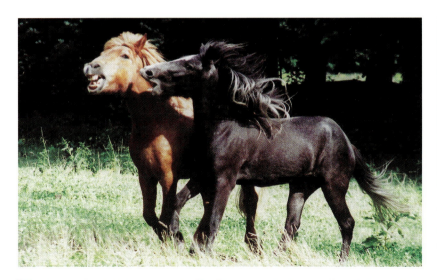

■ *In der Herde setzt der dominante Gan-Typ seinen Anspruch auf die Führungsphase durch.*

## Der Gan- oder Leber-Typ

se Beschreibung des zornigen Charakters, den wir auch beim Menschen finden, kennzeichnet den Gan-Typ. Pferde, die diesem Typ zugehören, sind ausgesprochen leistungsfähig. Im Gegensatz zum ängstlichen, schwachen Shen-Typ ist der Gan-Typ nicht schwach, sondern stark. Er muß weniger gefördert, sondern eher ausgeglichen werden. Der Umgang mit diesen Pferden erfordert viel Geduld und Geschick seitens des Reiters. Einerseits muss der Gan-Typ lernen, sich unterzuordnen, um die reiterliche Hilfengebung zu verstehen und zu akzeptieren und Leistung zu erbringen. Andererseits wird er auf unberechtigtes, zu hartes oder inkonsequentes Strafen mit ausgeprägter Widersetzlichkeit reagieren.

Nach der Vorstellung der chinesischen Lehre ist das Ärgern Ursache für das Entstehen eines Gan- oder Leber-Qi-Staus. Dadurch entstehen Muskelverspannungen, die sich beim Pferd in Rücken- und Halsverspannungen ausdrücken. Der Gan-Typ baut schon einen erhöhten Muskeltonus auf, wenn er 24 Stunden neben einem Boxennachbarn steht, den er nicht leiden mag. Stuten sind davon am Stärksten betroffen. Deshalb muss auf eine ausgleichende Umgebung geachtet werden. Aufgrund des schnell erhöhten Muskeltonus und einer empfindlichen Haut entsteht häufig eine Empfindlichkeit beim Satteln und Gurten.

Da der Gan-Typ zur Wandlungphase Holz gehört, sind diese Pferde nach

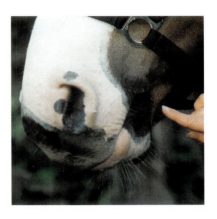

■ *Die Maulspalte des Gan-Typs ist häufig angespannt, fest geschlossen mit vielen kleinen Falten.*

dem chinesischen Medizinverständnis anfällig für so genannte Wind-Erkrankungen, das bedeutet anfällig für virale Infektionen im Frühjahr. Typisch sind auch einseitige Bindehautentzündungen der Augen.

In einer Herde nimmt ein Gan-Typ immer eine dominante Stellung ein. Wird die Führungsposition nicht ohne weiteres anerkannt, zum Beispiel in einer neuen Herde, kommt es zu heftigen Rangstreitigkeiten, die zu Verletzungen führen können.

Diese Pferde haben relativ rote Schleimhäute. Die Zunge ist fest und wird nicht aus Angst, sondern aus Ärger dem Untersuchenden entzogen. Sie halten die Maulspalte häufig fest geschlossen und angespannt mit vielen, kleinen Falten. Der Puls ist drahtig und gespannt.

Der Gan-Typ kann hervorragende Leistungen bringen, wenn seiner Dominanz und Stärke Rechnung getragen wird. Da er meistens ein außerordentlich gutes Gedächtnis besitzt, merkt er sich unangenehme Situationen sehr lange und widersetzt sich schon früh. Gan-Typen registrieren Fehler ihres Reiters ausgesprochen schnell und nutzen sie aus. Wichtig ist eine konsequente und gerechte Erziehung.

stellt, wird der Pi-Typ langsamer oder hält an.

Zu Beginn der Reitstunde ist dieser Typ häufig faul und triebig. Er wird erst nachdem er warm geworden ist fleißiger. Die Ausgeglichenheit dieser Pferde wird oft mit Sturheit und Unsensibilität verwechselt. Viele Reiter tendieren dazu, mit solchen Pferden grob umzugehen und übersehen dabei die Vorteile dieses Typs.

### Die Merkmale des Gan-Typs im Überblick
- Wandlungsphase Holz
- rote Schleimhäute
- drahtiger, gespannter Puls
- neigt zu Muskelverspannungen
- dominant in der Herde
- leistungsfähig
- ärgerlich
- nutzt Reiterfehler aus

## Der Pi- oder Milz-Typ 脾

Der Pi-Typ gehört zur Wandlungsphase Erde. Ihn bringt so schnell nichts aus der Ruhe. Obwohl er Leistung erbringen kann, zieht er ein Leben ohne Anstrengung vor. Sein Appetit ist ausgeprägt, dabei neigt er, als guter Futterverwerter, zu Übergewicht. Er ist ein Verlasspferd, welches hervorragend für Anfänger geeignet ist. Sobald der Reiter die treibenden Hilfen ein-

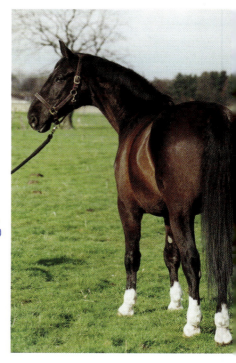

■ *Gawan steht im Pi-Typ und ist sehr ausgeglichen – zuverlässig trägt er seine Reiterin durch A- und L-Springen.*

# Der Pi- oder Milz-Typ

Der Pi-Typ lernt sehr langsam, aber wenn er eine Lektion verstanden hat, ist sie jederzeit abrufbar. Im Gegensatz zum Gan-Typ, der sich je nach Tagesform verspannen und nicht mitmachen kann, wird der Pi-Typ die geforderte Lektion zeigen. Diese Ausgeglichenheit des Milz-Typs verändert sich bei körperlicher und geistiger Überanstrengung in ausgesprochene Trägheit und Phlegma.

Werden neue Lektionen zu schnell gefordert oder ist der Milz-Typ von seinem Ausbildungsstand her körperlich noch zu schwach für die Tragearbeit der Hinterhand, wehrt sich der Pi-Typ nicht gegen den Reiter, sondern zieht sich nach innen zurück und reagiert auf reiterliche Hilfen immer langsamer.

Muskulatur und Bindegewebe dieser Pferde sind weich. Es besteht die Neigung zu ödematösen Beinen ohne Lahmheit. In der TCM hält die Milz die Dinge an ihrem Platz und sorgt für den Flüssigkeitstransport im Körper. Kommt sie dieser Aufgabe nicht nach, tritt Flüssigkeit ins Bindegewebe und es kommt zu den angelaufenen Beinen.

Durch Bewegung in der Koppel oder beim Reiten schwellen die Gliedmaßen ab, sind aber am nächsten Tag erneut angelaufen.

In der Herde steht der Pi-Typ weder ganz oben noch ganz unten. Er streitet sich nicht fortwährend um soziale Rangordnungen, sondern findet meist einen Kumpel, mit dem er zusammen zufrieden grast. Wird er geärgert, wehrt

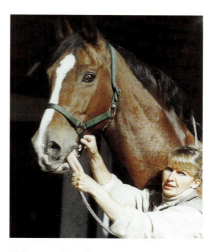

■ *Lotus geht erfolgreich in Dressurprüfungen der Klasse M. Der Pi-Typ lernt langsam, aber einmal Gelerntes beherrscht er sicher. Wie alle Pi-Typen lässt er sich die Zunge gerne aus dem Maul nehmen.*

er sich im Gegensatz zum Shen-Typ vehement, wird aber sofort wieder friedlich, wenn er in Ruhe gelassen wird.

Das Maul des Pi-Typs ist groß, weich und weist häufig eine hängende Unterlippe auf. Die Schleimhäute sind rosarot und mit viel Speichel überzogen. Die Zunge ist groß, weich und schlapp. Sie lässt sich ohne Probleme aus dem Maul ziehen und festhalten. Kennt der Pi-Typ dieses Vorgehen, wird es ihm angenehm und er lässt gerne mit der Zunge spielen.

Der Milz-Typ ist ein freundliches, liebenswertes Pferd, das einem ängstlichen Reiter Sicherheit und Freude bereitet.

Wird im Training auf die Langsamkeit des Milz-Typs Rücksicht genommen und durch verständnisvolles Aufbautraining die Kraftentwicklung unterstützt, wird der Pi-Typ zum ausgesprochenen Verlasspferd im Turniersport.

### Die Merkmale des Pi-Typs im Überblick
- Wandlungsphase Erde
- hängende Unterlippe, weiche Zunge
- langsamer, voller Puls
- neigt zu angelaufenen Beinen
- Verlasspferd
- ausgeglichen / sorgen machen, grübeln
- zu Beginn der Arbeit faul
- lernt langsam

## Der Xin(Chin)- oder Herz-Typ  Herz

Der Xin-Typ wird der Wandlungsphase Feuer zugeordnet. Dieser Typ kann im Umgang ruhig oder sogar robust wirken. Im chinesischen Medizinverständnis steht für das Herz die Gefühlsbewegung Freude. Es gibt Xin-Typen, die ausgesprochen kernig und ausgelassen sind. Im Gegensatz zum Gan-Typ, der aus Ärger bockt, lassen diese Pferde ihre Freude an der Bewegung durch Ausgelassenheit und Clownerie heraus. Diese positive Form des Xin-Typs findet sich bei unseren Pferden aber seltener.

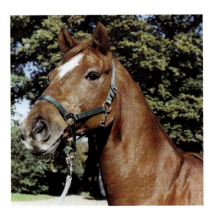

■ Andjamo ist ein Herz-Typ und neigt zu Überreaktionen, die sich bis zu regelrechter Hysterie steigern können. Durch das reiterliche Geschick und die Gelassenheit seiner Reiterin ist er dennoch ein erfolgreiches Grand-Prix-Dressurpferd geworden.

Häufig zeichnet sich der normalerweise ruhige Herz-Typ durch plötzlich auftretende Erregungszustände aus, die sich bis zur Hysterie steigern können. Diese Aufregung kann sich dermaßen steigern, dass der Xin-Typ regelrecht kopflos wird und nicht mehr auf seine und die Unversehrtheit seines Besitzers achtet und es zu Verletzungen kommen kann.

Ein Herz-Typ wird manchmal mit einem Shen-Typ verwechselt. Aber der Shen-Typ ist generell ängstlich und lässt sich durch beruhigende Worte beeinflussen. Durch Aufbau seines Selbstbewusstseins wird der Shen-Typ immer gelassener, während der Xin-

# Der Fei- oder Lungen-Typ

Typ im Normalzustand nicht ängstlich, sondern sogar unsensibel sein kann.

Xin, das Herz, ist nach dem chinesischen Medizinverständnis, der Sitz des Geistes und des Verstandes. Kann das Herz den Geist nicht kontrollieren, kommt es zum Beispiel zu epileptischen Anfällen, die über den Herz-Meridian behandelt werden.

Xin kontrolliert nicht nur den Geist, sondern auch das Schwitzen. Xin-Typen neigen zum Nachschwitzen. Sie trocknen während des abschließenden Schrittreitens und Absattelns, beginnen aber in der Box wieder zu schwitzen. Schwitzt ein Pferd nach, ist dies immer ein Anzeichen für eine Imbalance und es sollte eine Akupunktur angewendet werden.

Xin-Typen erregen sich über völlig unvorhersehbare Dinge. Heute ist es eine Wasserpfütze, morgen die offene Hallentür, übermorgen das Verladen auf den Hänger. Dabei werden sie nicht ärgerlich wie der Gan-Typ, der sich jeden Tag über die Hallentür ärgert, aber sie lassen sich auch nicht beruhigen wie der Shen-Typ. Negative Erfahrungen, zum Beispiel beim Hängerfahren, führen beim Xin-Typ schnell zu Panikreaktionen.

Herz-Typen brauchen viel Zuwendung und Erziehungstraining im Normalzustand, damit sie sich in der Erregung an diese erinnern. Je mehr neue Situationen sie ohne Aufregung kennen lernen, umso gelassener und ruhiger werden sie. In der Herde sucht sich der Herz-Typ meistens einen Partner, an dem er dann später besonders hängt.

Diese Pferdetypen haben einen bläulichen Schimmer auf ihrer Schleimhaut und ihr Puls ist flutend.

Herz-Typen stellen für viele Besitzer aufgrund ihrer Unberechenbarkeit eine Herausforderung dar. Einerseits ist ihr Pferd lieb und freundlich, anderseits spielt es verrückt. Nur durch einen liebevollen Umgang, durch eine konsequente Erziehung in den Ruhephasen und ruhige Konfrontation mit neuen Dingen, kann der Xin-Typ an Gelassenheit und Ausgeglichenheit gewinnen.

### Die Merkmale des Xin-Typs im Überblick
- *Wandlungsphase Feuer*
- *in der Herde hängt er besonders an einem Pferd*
- *erregbar, neigt zur Panik*
- *bläuliche Zunge*
- *flutender Puls*

## Der Fei- oder Lungen-Typ

Der Fei-Typ wird der Wandlungsphase Metall zugeordnet. Diese Pferde zeichnet ein ausgeglichenes, arbeitsfreudiges Temperament aus. Besonders auffällig ist, wie sie die Übersicht in all ihren Reaktionen behalten. Im Gegensatz zu dem ängstlichen Shen-Typ, dem ärgerlichen Gan-Typ und dem überschäumenden Xin-Typ neigen sie nicht zu Übertreibungen. Sie kommen jeden Tag aufmerksam aus ihrer Box und arbeiten konsequent mit. Neuem gegenüber verhält sich der Lungen-Typ vorsichtig. Er reagiert aber nicht ängstlich, sondern selbstsicher.

Der Fei-Typ ist ein eher unauffälliges Pferd und wirkt vom Körperbau selten als Showman, wie häufig der Gan-Typ. Der Körperbau des Lungen-Typs ist durch Trockenheit geprägt. Trockene, klare Gelenke, ruhige Augen, wenig Muskulatur.

Der Fei-Typ gewinnt in der Arbeit und durch seine zuverlässige Arbeitsbereitschaft. Da er mitmacht und versucht, sein Bestes zu geben, kann er ständiges Unterordnen schlecht vertragen. Wird er überfordert, zeigt er das weniger im Nachlassen der Mitarbeit als in körperlichen Erscheinungen, wie Haut- und Lungenproblemen.

Dabei sind die Hauterkrankungen oft trocken, schuppig mit Haarausfall.

Die Traditionelle Chinesische Lehre betrachtete die Lunge als Platz der Körperseele (Po). Diese wird durch Emotionen, wie Trauer oder Kummer, beeinflusst. Treten solche Gefühle auf, wird die Körperseele beengt. Das Lungen-Qi wird geschädigt und die Atmung behindert.

Pferde im Fei-Typ neigen zu oberflächlicher und kurzer Atmung. Lungenerkrankungen treten bei ihnen gepaart

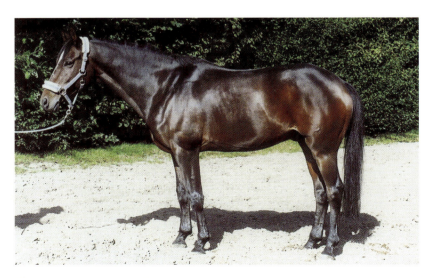

■ *Kiwi ist ein ruhiges, unauffälliges Pferd ...*

## Der Fei- oder Lungen-Typ

mit trockenem Husten oder Atemnot auf.

Fei-Typen ordnen sich in der Herde ein. Ein Herdenwechsel ist für sie im Allgemeinen kein größeres Problem, im Gegensatz zum Shen-Typ. Meistens finden sie sich in der neuen Umgebung schnell zurecht. Auch hier zeigt sich ihre Klugheit und Übersicht.

Die Schleimhäute der Lungen-Typen sind weißlich-rosa und tendieren zur Trockenheit. Die Zunge lässt sich leicht aus dem Maul hervorholen, aber im Gegensatz zum Pi-Typ, der die Zunge dem Anfassenden immer gerne überlässt, ist der Fei-Typ froh, die Zunge wieder zurücknehmen zu können.

Der Fei-Typ ist ein sachliches, kontaktfreudiges Pferd. Um Leistung über lange Zeit erbringen zu können, muss er körperlich langsam aufgebaut werden. Besonderen Wert ist auf die Ausbildung und Stärkung der Muskulatur zu legen. Erkennt der Reiter die Leistungsbereitschaft und die Klugheit seines Fei-Typs an und lobt ihn entsprechend, kann er sich keinen besseren Partner wünschen.

### Die Merkmale des Fei-Typs im Überblick
- *Wandlungsphase Metall*
- *trockene Schleimhäute*
- *oberflächlicher Puls*
- *hohe Leistungsbereitschaft*
- *klug*

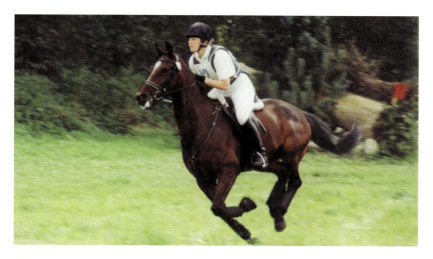

*... seine enorme Leistungsfähigkeit stellt er jedoch in Geländeprüfungen eindrucksvoll unter Beweis.*

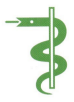

# DIE UNTERSUCHUNG UND BEHANDLUNG AUF GRUNDLAGEN DER TCM

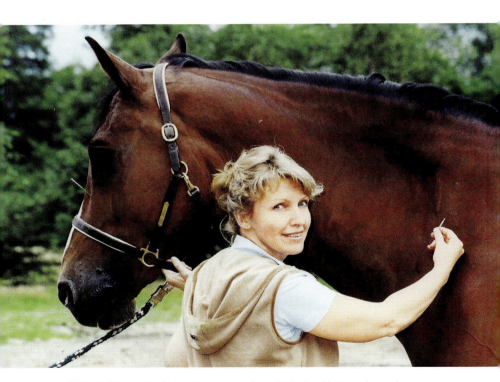

■ Jede Akupunkturbehandlung setzt die vollständige Untersuchung des gesamten Pferdes voraus.

## Die traditionelle chinesische Diagnose

### Der Vorbericht

Der chinesischen Untersuchung geht immer ein umfassender Vorbericht voraus. Dabei werden durch das Gespräch mit dem Reiter oder Besitzer alle Informationen über die Erkrankung des Pferdes aufgenommen. Dazu gehören alle Untersuchungen und Therapien, die vorher am Patienten durchgeführt wurden sowie der persönliche Eindruck des Reiters von seinem Pferd. Dieser ist sehr wichtig, weil der Reiter das Pferd in seiner gewohnten Umgebung kennt und oftmals schon minimale Veränderungen wahrnimmt.

Die TCM-Ärzte im alten China hatten keinerlei Instrumente oder Hilfsmittel, die ihnen Information über den Patienten geben konnten. Deshalb mussten sie sich ganz auf ihre Sinne und ihre Erfahrung verlassen, wenn sie eine Erkrankung diagnostizieren und heilen wollten.

Ein Tierarzt, der heutzutage ein Pferd nach den traditionellen chinesischen Grundlagen untersucht, benutzt ebenfalls alle seine Sinne, um den Zustand seines Patienten zu erfassen.

Seine Untersuchung stützt sich dabei auf vier Sinneseindrücke:

- anschauen
- anfassen
- hören
- riechen

### Anschauen

Schon beim Betrachten des Patienten registriert der TCM-Tierarzt positive und negative Symptome. Er wird das Pferd genau beobachten und dessen Bewegungsablauf, Muskeltonus und Gesamteindruck erfassen. Es gibt Pferde, die müde hinter ihrem Besitzer hertrotten und andere, die mit dem Imponiergehabe eines Stars vortraben. Der Allgemeineindruck ist wichtig für die Einordnung des Patienten in die fünf Wandlungsphasen.

Haarkleid und Bewegungsablauf werden ebenfalls beurteilt. Die Farbe und der Glanz der Haut und des Fellkleides geben Auskunft über den Zustand von Qi und Xue. So weist ein glänzendes Haarkleid auf ein intaktes Xue hin, während Haarverlust auf eine Blutleere oder trockene Haut auf einen Lungen-Qi-Mangel hinweisen.

### Anfassen

Bevor das Pferd angefasst und untersucht wird, erfolgt immer eine Begrüßung und Kontaktaufnahme, damit keine Unruhe und Ängste entstehen. Das Anfassen dient der Beurteilung der Körpertemperatur und der Überprüfung der Beweglichkeit einzelner Körperteile. Schmerzhafte Bereiche werden abgetastet, diagnostische Punkte überprüft und beurteilt. Ein wichtiger Aspekt für die Diagnose ist die Beurteilung von Zunge, Puls und Augen.

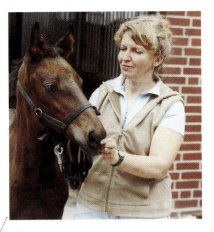

■ Generell lässt sich die Akupunktur auch bei Fohlen hervorragend einsetzen. Durch Akupunktur wurde das Immunsystem des kleinen Fohlens stimuliert; auftretende Fieberschübe konnten dadurch unterbunden werden.

### Hören und Riechen

Das Volumen der Stimme und der Klang geben Auskunft über die Vitalität eines Pferdes. Außerdem achtet der TCM-Tierarzt auf Atem- und Darmgeräusche.
Jedes Pferd hat einen spezifischen Eigengeruch, der für die Einordnung zu den fünf Wandlungsphasen wichtig ist. Nasen- und Mundgeruch wird mit dem Geruch von allen Körperausscheidungen beurteilt.

### Die Shu-Punkte

Die Traditionelle Chinesische Medizin kennt Akupunkturpunkte, die nicht nur für die Behandlung eingesetzt werden, sondern die auch für eine Diagnosefindung wichtig sind – die so genannten Shu-Punkte.

> **Die Shu-Punkte**
> *Sie liegen auf dem inneren Verlauf des Blasen-Meridians eine Handbreit seitlich der Wirbelsäule am Rücken. Diese Akupunkturpunkte werden auch Zustimmungspunkte genannt. Sie werden druckempfindlich, sobald ein Meridian oder ein Organ gestört ist.*

Die Shu-Punkte haben Verbindung zu den inneren Organen und werden nach den entsprechenden Meridianen und Wandlungsphasen bezeichnet. Zum Beispiel heißt der Shu-Punkt für den Leber-Meridian Gan-Shu oder Shu-Punkt der Leber. Da er der achtzehnte Punkt auf dem Blasen-Meridian ist, wird er auch Blase 18 (Bl 18) genannt.
Bl 18 reagiert druckempfindlich, sobald eine energetische Störung im Leber-Meridian vorliegt.
Entsprechend der Anzahl der Meridiane, gibt es 12 Shu-Punkte entlang des Rückens.
Der Shu-Punkt am Rücken wird druckempfindlich, wenn der zugehörige Meridian oder das Organ gestört ist. Entsteht die Störung durch eine Lahmheit oder eine Muskelverspannung, spricht

# Die traditionelle chinesische Diagnose

## Die Lage der Shu-Punkte beim Pferd

| Zustimmungspunkte | Lage | Meridian/Organ |
|---|---|---|
| Blase 13<br>Fei-Shu | Im 7. ICR (Zwischenrippenraum) am hinteren Ende des Schulterblattes. | Lunge |
| Blase 14<br>Jueyin-Shu | Im 8. ICR drei Zentimeter seitlich der Wirbelsäule. | Herzbeutel |
| Blase 15<br>Xin-Shu | Im 9. ICR drei Zentimeter seitlich der Wirbelsäule. | Herz |
| Blase 18<br>Gan-Shu | Im 13. ICR drei Zentimeter seitlich der Wirbelsäule. | Leber |
| Blase 19<br>Dan-Shu | Im 15. ICR drei Zentimeter seitlich der Wirbelsäule. | Gallenblase |
| Blase 20<br>Pi-Shu | Im 17. ICR drei Zentimeter seitlich der Wirbelsäule. Von der letzten Rippe gezählt ist dies der erste ICR von hinten. | Milz |
| Blase 21<br>Wei-Shu | Hinter der letzten Rippe drei Zentimeter seitlich der Wirbelsäule. | Magen |
| Blase 22<br>San-Jiao-Shu | Zwischen den Querfortsätzen des 1./2. Lendenwirbels drei Zentimeter seitlich der Wirbelsäule. | Dreifacher Erwärmer |
| Blase 23 | Zwischen 2./3. Querfortsatz der Lendenwirbel. In einer geraden Linie von der letzten Rippe senkrecht nach oben, drei Zentimeter neben der Wirbelsäule. | Niere |
| Blase 25<br>Dachang-Shu | Zwischen 5./6. Lendenwirbelfortsatz am vorderen Ende der Darmbeinschaufel drei Zentimeter neben der Wirbelsäule. | Dickdarm |
| Blase 27<br>Xiaochang-Shu | Zwischen 1./2. Sacralwirbel, seitlich hinter dem Foramen lumbosacrale. | Dünndarm |
| Blase 28<br>Pangguang-Shu | Zwischen 2./3. Sacralwirbel drei Zentimeter lateral der Wirbelsäule. | Blase |

man von einer äußeren Meridianstörung. Der Shu-Punkt wird aber ebenfalls druckempfindlich, wenn ein inneres Organ betroffen ist, zum Beispiel bei einer Bronchitis oder Kolik. Deshalb werden alle Symptome, wie Fieber, Kolikerscheinungen und Lahmheiten, bei einer tastbaren Druckempfindlichkeit der Shu-Punkte beachtet. Shu-Punkte werden nicht nur zur Diagnose, sondern auch zur Therapie eingesetzt. Liegt eine Lahmheit vor, kann der zugehörige Shu-Punkt akupunktiert werden. Das Gleiche gilt zum Beispiel für eine Bronchitis, dann kann der zugehörige Shu-Punkt der Lunge, Blase 13, genadelt werden.

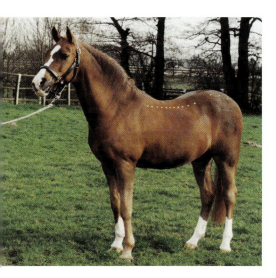

■ *Die Shu-Punkte liegen auf dem Blasen-Meridian und werden bei Störungen im Meridiansystem druckempfindlich.*

## Zungendiagnose und Pulstastung

Die Traditionelle Chinesische Medizin sieht die Betrachtung der Zunge und die Pulstastung als wichtige Bestandteile bei der Beurteilung eines Patienten.

*Zungendiagnose*
Dabei wird die Form, die Spannkraft, und der Belag der Zunge beurteilt. Während der Mensch auf Kommando die Zunge herausstreckt, ist es beim Pferd relativ schwierig, ein unverfälschtes Zungenbild zu bekommen, da das Ins-Maul-Greifen und das Herausziehen der Zunge dem Pferd Stress bereitet. Für die Typ-Bestimmung geben das Zungenverhalten und die Farbe der Zunge ausreichend Auskunft. Bei inneren Erkrankungen sollte aber auf jeden Fall die Zunge betrachtet werden.

Die Zunge ist ein Spiegelbild des energetischen Zustandes des Patienten. Die Form des Zungenkörpers und seine Farbe geben wichtige Hinweise über das Gleichgewicht im Inneren des Körpers.

Die einzelnen Organe korrespondieren mit festgelegten Arealen auf der Zunge. Verändern sich diese Orte in Farbe und Beschaffenheit, ist dies ein Hinweis auf eine Störung im zugeordneten Organ.

*Belag der Zunge*
Beim Pferd ist der Zungenbelag nicht so deutlich ausgeprägt wie beim Men-

# Die traditionelle chinesische Diagnose

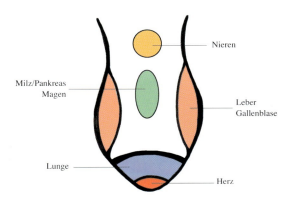

■ Bestimmte Areale auf der Zunge werden unterschiedlichen Organen zugeordnet. Veränderungen in diesen Bezirken geben dem Akupunkteur Information über den gesundheitlichen Zustand des Pferdes.

schen. Der Zungenbelag ist von der Nahrungsaufnahme abhängig. Der Pi-Typ hat immer einen leichten, durchscheinenden Zungenbelag, der Shen-Typ hat eher keinen Belag.

*Die Zuordnung zu den Organen*
Die Zungenspitze wird dem Herz zugeordnet. Wird die Zungenspitze bläulich, rot oder weiß liegt eine Störung im Herz und Kreislaufsystem vor.
In der Mitte der Zunge wird der Magen und die Milz betrachtet. Risse in dieser Gegend treten bei Magengeschwüren auf. Im Bereich der Zungenwurzel liegt der Bereich Blase/Niere. Die Seitenbereiche informieren über Leber und Gallenblase. Zwischen Herz und Magen/Milz liegt das Areal der Lunge.

*Farbe der Zunge*
Die Farbe einer gesunden Zunge ist rosa. Dem jeweiligen Pferdetyp entsprechend variiert sie zum Beispiel beim Gan-Typ ins rötliche und beim Shen-Typ ins hellrosa. Dies ist aber kein Krankheitszustand. Erscheint die Zunge jedoch sehr blass, liegt entweder innere Kälte oder ein Mangel an Blut vor.

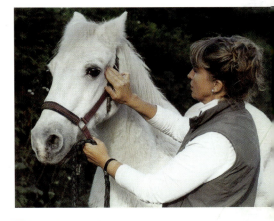

■ *Pünktchen ist 28 Jahre und sehr vital – zur Vorsorge wird sein Puls regelmäßig unter den Gesichtspunkten der TCM überprüft. Mögliche Imbalancen können so frühzeitig erkannt werden.*

*Größe und Form des Zungenkörpers*
Die Zunge sollte bequem im Unterkiefer liegen und weder zu groß noch zu klein wirken. Eine schlaffe, sehr groß erscheinende Zunge mit seitlichen Zahneindrücken weist auf eine gestörte Milz/Pankreas Funktion hin. Eine zu kleine Zunge kann auf eine Störung im Haushalt der Körperflüssigkeiten oder auf das Eindringen des pathogenen Faktors Kälte hinweisen. Eine sehr dicke, gestaute Zunge tritt bei Leber-Qi-Stau auf.

*Pulstastung*
In der TCM wird beim Menschen der Puls am Handgelenk, am Hals oder am Fuß gefühlt. Der Puls wird an drei Positionen ertastet und gibt ebenso wie die Zunge Auskunft über den Zustand des Organsystems. Zuerst fühlt der Arzt den Puls sehr oberflächlich und beurteilt die Yang-Organe. Dann drückt er auf allen drei Positionen tiefer auf den Puls und beurteilt die Yin-Organe. Mit diesen drei Positionen, den zwei Ebenen und beiden Handgelenken, kann er alle 12 Meridiane abfragen.

Beim Pferd wird der Puls entweder an der A. maxillaris am Kopf oder an der A. carotis communis vor dem Brusteingang getastet. Die Pulsuntersuchung gibt beim Pferd Auskunft über einen Fülle- oder Leere-Zustand.

## Die sieben Entscheidungsschritte zur TCM-Diagnose

Der erfahrene TCM-Tierarzt registriert alle Veränderungen am Pferd und ordnet sie in sieben Entscheidungsschritte. Danach kann er die TCM-Diagnose stellen.

### Befunde bei Hitze- und Kälte-Symptomen

| | **Hitze** | **Kälte** |
|---|---|---|
| Durst | starker Durst | kein Durst |
| Temperatur | warm, schwitzen | frieren |
| Stuhlgang | fester Kot, Verstopfung | weicher Kot, Durchfall |
| Urin | geringe Menge, gelb, dunkel | große Menge, hell, wässrig |
| Zunge | roter, gelber oder fehlender Belag | weißer oder kein Belag |
| Puls | schnell | langsam |

## 1. Liegt ein Hitze- oder Kältezustand vor?

Es können die Hitze- oder die Kältezustände überwiegen. Bei manchen Pferden liegt aber ein Mischsyndrom aus Hitze und Kälte vor. Entscheidend für die Beurteilung des Zustandes ist das Aussehen der Zunge.

**Merke:** Bei roter Zunge überwiegt Hitze, bei blasser Zunge Kälte.

## 2. Liegt ein Fülle-Syndrom oder ein Leere-Syndrom vor?

Bei einem Hitzeüberschwang überwiegt das Yang. Die TCM sagt zu diesem Zustand: Das Yang ist in Fülle. Deshalb spricht man von einem Fülle-Hitze-Syndrom. Hitze-Symptome können aber auch entstehen, wenn das Yin zu schwach ist. Dann entsteht ein Zustand der Hitze zeigt, aber in Wirklichkeit auf ein Yin in Leere zurückzuführen ist. Das entstehende Krankheitsbild wird als Leere-Hitze-Syndrom oder Yin-Mangel-Syndrom beschrieben.

Entsprechend gibt es bei der Kälte ein Fülle-Kälte-Syndrom und ein Leere-Kälte-Syndrom. Bei Letzterem überwiegt das Yin, weil zu wenig Yang da ist. Es wird deshalb als Yang-Mangel-Syndrom bezeichnet. Da auch Mischsyndrome auftreten können, ist der Pulsbefund entscheidend.

**Merke:** Bei einem vollen, starken Puls überwiegt die Fülle, bei einem schwachen Puls die Leere.

## 3. Liegt eine Störung im Äußeren oder im Inneren?

Erkrankungen des Meridiansystems, der Haut, der Muskeln und der Sehnen werden als äußeres Syndrom betrachtet. Erkrankungen der Knochen und der Organe sind innere Erkrankungen. Akute Erkrankungen halten sich zuerst im Äußeren auf und wandern im chronischen Stadium nach innen.

Ein akuter Sehnenschaden beim Pferd ist eine äußere Erkrankung, während eine chronische Knochenhautentzündung als inneres Syndrom bezeichnet wird.

### Befunde bei Fülle- und Leere-Syndromen

| | Fülle | Leere |
|---|---|---|
| Bewegung | aktiv, unruhig | schwerfällig, passiv |
| Stimme | lautes Wiehern | leise, schwaches Wiehern |
| Gemütslage | frech, übermütig | matt, traurig |
| Konstitution | stark, robust | schwächlich, anfällig |
| Druckreaktion auf Punkte-Untersuchung | Druck schmerzhaft | Druck lindert |

Der Puls ist bei äußeren Syndromen oberflächlich und bei inneren Erkrankungen tief.

## Allgemeine und vollständige traditionelle chinesische Diagnosen

Nach Durchführung der beschriebenen drei Entscheidungsschritte haben wir nach der traditionellen Lehre die **acht Leitkriterien** oder die **acht diagnostischen Prinzipien** angewandt und können eine allgemeine traditionelle chinesische Diagnose stellen.

### Die acht diagnostischen Prinzipien

| YIN | YANG |
|---|---|
| *Innen* | *Außen* |
| *Kälte* | *Hitze* |
| *Leere* | *Fülle* |

*Die praktische Umsetzung*
Damit diese theoretischen Überlegungen fassbarer werden, betrachten wir die Umsetzung in der Praxis.
Durch Kombination der acht Prinzipien untereinander lassen sich acht mögliche Syndrome oder Disharmonien bilden, die als Störungen der Lebensenergie (Qi) in den Meridianen und Organen auftreten können. Diese Diagnose ist noch sehr allgemein und bezeichnet nicht den Ort der Erkrankung.

Ein Beispiel: Eine akute Sehnenscheidenentzündung beim Pferd ist ein Äußeres-Fülle-Hitzesyndrom, da die Entzündung außen liegt und das Bein heiß und geschwollen ist. Ein Pferd mit Fieber und schleimigem Husten hat ein Inneres-Fülle-Hitzesyndrom, weil die Erkrankung im Körperinneren lokalisiert ist und mit Fieber (Hitze) sowie Verschleimung (Fülle) einhergeht.
Eine vollständige traditionelle chinesische Diagnose entsteht erst, wenn die oben beschriebenen Syndrome einem Meridian oder einem Organ zugeordnet werden. Das bedeutet, dass das lahme Pferd mit der Sehnenscheidenentzündung eine Stagnation in den Meridianen des Vorderbeins hat und diese anhand diagnostischer Punkte und der Schwellung am Bein bestimmt werden muss.
Bei dem Pferd mit Fieber und Husten ist es wichtig festzustellen, ob die Lunge oder nur der Kehlkopf betroffen ist. Werden Lungenpunkte druckempfindlich, so ist das Organ Lunge erkrankt. Deshalb folgen Schritt 4 und 5.

## 4. Welcher Meridian ist betroffen?

Diese wichtige Feststellung lässt sich anhand der Meridianverläufe beantworten. Bei einer Knielahmheit ist der Magen-Meridian betroffen, da er am vorderen Rand des Hinterbeines über das Knie verläuft. Bei einer Hufrollenerkrankung werden der Pericard-Meridian und der Dreifache-Erwärmer-

# Die sieben Entscheidungsschritte zur TCM-Diagnose

Meridian akupunktiert. Die Meridianverläufe sind im Anhang beschrieben.

### 5. Welches Organ ist betroffen?

Ab Seite 44 werden die Organe mit ihren Aufgaben aus traditionell chinesischer Sicht beschrieben.

Damit der Leser eine Vorstellung von den Zusammenhängen bekommt, werden im Folgenden einige Erkrankungen mit der entsprechenden TCM-Diagnose aufgeführt.

### 6. Welche vitale Substanz ist betroffen?

Auf Seite 20 sind die gesunden Funktionen der vitalen Substanzen Qi (Lebensenergie), Xue (Blut), Jin Ye (Körperflüssigkeiten) und Shen (Geist) sowie auf Seite 99 Jing (Essenz) beschrieben.

Verändert sich der gleichmäßige Fluss von Qi, kommt es zu einem energetischen Stau im betroffenen Meridian. Es entsteht Schmerz und das Pferd beginnt zu lahmen oder sich beim Reiten festzuhalten. Verändert sich die Richtung von Qi kommt es im Inneren zu Erkrankungen, zum Beispiel entsteht Husten, wenn die Lunge das Lungen-Qi nicht nach unten senden kann.

Blut-Mangel zeigt sich in Durchblutungsstörungen oder durch Trockenheit der Haut mit schuppigen Ekzemen. Auch hier muss ein Meridian oder ein Organ der Funktionsveränderung der vitalen Substanzen zugeordnet werden. Ausnahmen bilden die Syndrome »Hitze im Blut«, Jin Ye-Mangel und Blutverlust, die keinem Organ zugeordnet werden.

Aus meiner Erfahrung sind Pferde, die im Xin-Typ stehen, anfällig für Zustände, die als *Schleim-Feuer quält das Herz* bezeichnet werden.

| | |
|---|---|
| *Augenerkrankungen:* | *Leber-Syndrom* |
| *Knirschen mit den Zähnen:* | *Leber-Syndrom* |
| *Appetitlosigkeit:* | *Milz-Qi-Mangel* |
| *Bauchschmerzen mit Durchfall:* | *Dickdarm-Syndrom* |
| *Trockener Kot:* | *Dickdarm-Syndrom* |
| *Weicher Kot:* | *Milz-Syndrom* |
| *Müdigkeit, Mattigkeit:* | *Milz-Qi-Mangel* |
| *Muskelschwund:* | *Milz-Qi-Mangel* |
| *Ödeme der Hinterbeine:* | *Milz-Nässe-Syndrom* |
| *Vorzeitiges Altern:* | *Nieren-Syndrom* |
| *Krämpfe:* | *Leber-Syndrom* |
| *Fortpflanzungsstörung:* | *Nieren-Syndrom* |

| | |
|---|---|
| Genickverspannungen: | Äußere-Wind-Kälte |
| Plötzliches hohes Fieber und Schwitzen: | Äußere-Wind-Hitze |
| Entzündungen der Nasennebenhöhlen: | Äußere-Wind-Hitze |
| Angelaufene Hinterbeine (Ödeme): | Äußere-Wind-Nässe |
| Häufiges Wasserlassen mit viel klarem Urin: | Innere-Leere-Kälte |
| warme Haut, schneller Puls (Schmerzen bessern sich durch Kühlen) | Schmerz-Syndrom vom Wind-Hitze-Typ |
| kühle Haut und langsamer, gespannter Puls (Schmerzen bessern sich durch Wärmen) | Schmerz-Syndrom vom Wind-Kälte-Typ |

Das Herz kontrolliert den Geist (Shen). Kann es dieser Aufgabe nicht mehr nachkommen, rasten diese Pferde völlig aus und müssen über die Wandlungsphase Herz akupunktiert werden.

### 7. Welcher pathogene Faktor ist vorhanden?

Auf der Seite 54 sind die pathogenen Faktoren ausführlich beschrieben. Anhand der auftretenden Symptome beim Pferd sind hier einige aufgezählt. Da aus den vorausgegangenen Schritten der Meridian oder das betroffene Organ bekannt ist, wird der pathogene Faktor entsprechend zugeordnet. Für die Erstellung der vollständigen Diagnose bedeutet dieser Schritt eine weitere Differenzierung.

Ein Beispiel: Weicher Kot kann das Zeichen einer Milzstörung sein. Hat ein Pferd einen geruchlosen, dünnen und weichen Kot, wird Nässe-Kälte in der Milz diagnostiziert. Findet der Besitzer stattdessen einen stinkenden, weichen Kot, leidet die Milz an Nässe-Hitze. Wechselt der Kot zwischen harten Ballen und weichem Brei, attackiert die Leber die Milz.

All diese spezifischen Diagnosen verlangen nach einer auf sie abgestimmten Therapie.

### Zusammenfassung der Diagnosestellung
- Vorbericht
- Sinneseindrücke erfassen
- Shu-Punkte
- Zungenuntersuchung
- Pulsuntersuchung
- sieben Entscheidungsschritte

## Allgemeine Therapieprinzipien

Nachdem eine traditionelle chinesische Diagnose gestellt wurde, weiß der Behandelnde, ob der Patient stark oder

# Allgemeine Therapieprinzipien

schwach ist. Er weiß auch, welche pathogenen Faktoren den Körper angegriffen haben und ob ein Meridian oder sogar ein Organ erkrankt ist. Nachdem der Meridian und das Organ benannt sind, wird eine Therapie nach Prinzipien der TCM durchgeführt.

Bei der Erstellung einer Behandlung sind vier allgemeine Prinzipien zu beachten, damit eine erfolgreiche Therapie durchgeführt werden kann. Diese Prinzipien gelten für die Kräuteranwendung genauso wie für die Akupunktur und Akupressur. Nachfolgend werden die vier Behandlungsprinzipien aufgezählt und einzeln besprochen.

1. Yin-Yang-Harmonisierung
2. Ben-Biao-Behandlung
3. Wei-Qi-Stärkung – den krankmachende Faktor ausleiten
4. Klimafaktoren beachten

### Grenzen der Akupunktur

*Vorsichtig muss man bei trächtigen Stuten sein. Einige Akupunkturpunkte können frühzeitig Wehen auslösen. Der Akupunktur sind immer Grenzen gesetzt, wenn mechanische Blockaden oder irreparable Veränderungen an Organen vorliegen. Die Akupunktur kann grundsätzlich Gestörtes heilen, aber nicht Zerstörungen rückgängig machen.*

## 1. Yin-Yang-Harmonisierung

In der TCM wird entsprechend der Vorstellung, dass jede Erkrankung letztlich auf einem Yin-Yang-Ungleichgewicht beruht, immer eine Yin-Yang harmonisierende Therapie durchgeführt. Die Akupunktur kann grundsätzlich Gestörtes heilen, aber nicht Zerstörungen rückgängig machen. Es sollten nicht ausschließlich Yang- oder Yin-Meridiane akupunktiert werden, da sonst ein Ungleichgewicht entsteht.

## 2. Ben-Biao-Behandlung

### Ben Biao

*Ben heißt Wurzel und bedeutet Ursache oder Entstehung einer Erkrankung. Biao heißt Zweig und bedeutet Symptom einer Erkrankung.*

Der TCM-Tierarzt kann sich für unterschiedliche Behandlungsvorgehen entscheiden. Welche Behandlungsform angewendet wird, ist abhängig von der Erkrankung und dem Krankheitsverlauf.

*Ben wird allein behandelt*
Diese Form wendet der Akupunkteur bei chronischen Erkrankungen an, wenn die Symptome oder klinischen Erscheinungsformen nicht schwerwiegend sind.
Ein Beispiel: Ein sechs Monate altes Fohlen hatte vor zwei Monaten eine

Infektion mit Fieber, die schulmedizinisch behandelt wurde. Seither frisst es wieder, erscheint dem Züchter aber etwas matt. Die gleichaltrigen Fohlen sind größer und vitaler.
Aus Sicht der TCM ist die eigentliche Erkrankung vorüber. Das Fohlen kümmert aber und wächst nicht gut. Vielleicht lag vorher schon eine Abwehrschwäche vor, sonst wäre das Fohlen nicht erkrankt? Die Therapie setzt also an der Wurzel an und wird das Lungen-Qi und Nieren-Qi stärken.

*Ben und Biao zusammen therapieren*
Diese Form der Therapie wird bei chronischen Erkrankungen mit schwerwiegenden klinischen Erscheinungsformen angewendet.
Ein Beispiel: Ein fünfzehn Jahre alter Wallach mit chronischer Bronchitis, die seit fünf Jahren besteht, kommt zur Behandlung. Er kann nicht mehr in der Reitstunde geritten werden, weil er aufgrund heftiger Hustenanfälle immer stehen bleibt. Die Bronchien sind stark verschleimt, aus diesem Grund wird der Wallach mit schleimlösenden Mitteln vorbehandelt. Die Besitzerin beschreibt ihr Pferd als liebenswerten, gutmütigen Kameraden. In den vorangegangenen drei Wochen ist der Besitzerin aufgefallen, dass der Wallach zu frieren scheint und ängstlicher reagiert. Deshalb hat sie ihm zum ersten Mal eine Decke gekauft. Hier finden sich deutliche Symptome.

Eine der allgemeinen Aufgaben von Qi ist die energetische Versorgung und das Erwärmen des Körpers. Der Patient ist alt und friert in der letzten Zeit. Außerdem erscheint er der Besitzerin ängstlicher, was auf eine Disharmonie in der Wandlungsphase Niere/Blase hinweist. In der Therapie wird einmal als Wurzel-Ben-Behandlung die Niere (Shen) gestärkt. Dadurch wird das Pferd vitaler und energiereicher. Zweitens werden als Symptom-Biao-Behandlung Punkte zum Schleimlösen akupunktiert. Nach dieser kombinierten Behandlung erholte sich der Wallach und die Ängstlichkeit verschwand. Die Besitzerin stellt ihn regelmäßig zur Nachuntersuchung vor.

*Zuerst nur die Symptome und später die Wurzel behandeln*
Eine Erkrankung kann plötzlich, akut auftreten, so dass zuerst die Symptome behandelt werden müssen.
Bei einem plötzlichen Reheschub eines Pferdes, werden zuerst Punkte akupunktiert, welche die Symptome lindern sollen. Zuerst muss die Hitze und Fülle und der Schmerz behandelt werden, da das Allgemeinbefinden durch das Schmerzgeschehen extrem beeinträchtigt ist.

### 3. Wei-Qi-Stärkung – den krankmachenden Faktor ausleiten

Das Wei-Qi hat die Funktion des Immunsystems. Wird ein Pferd bei star-

# Allgemeine Therapieprinzipien

kem Wei-Qi von einem äußeren Faktor angegriffen, reagiert der Körper zum Beispiel mit starkem Husten, ohne dass das Allgemeinbefinden beeinträchtigt wird. In so einem Fall wird der Akupunkteur Punkte zum Ausleiten des krankmachenden Faktors nadeln.
Besteht die Erkrankung schon lange, das Pferd hat einen schwachen Husten und ist müde und lustlos, wird zuerst das Wei-Qi gestärkt.
Der Akupunkteur entscheidet:
Immer wenn das Pferd Schwäche zeigt, muss zuerst das Wei-Qi unterstützt werden. Bei einem starken krankmachenden Faktor, wird dieser ausgeleitet, weil er sonst mehr ins Innere dringt und größeren Schaden anrichtet.

### 4. Klimafaktoren beachten
In der TCM wird auch auf geografische und klimatische Einflüsse eingegangen. Im Frühjahr und Sommer wirken krankmachende Faktoren eher oberflächlich im Bereich der Haut. Im Winter werden eher tiefergehende Schichten, wie Muskeln und Knochen, betroffen. Die Auswirkungen treten oft zeitlich verzögert auf, deshalb ist eine gute Beobachtungsgabe des Pferdebesitzers oder Reiters wichtig. Zum Beispiel wirkt im Winter der Klimafaktor Kälte auf die vitalen Substanzen ein. Kälte wirkt verlangsamend auf Qi und Xue. Durch diese Stagnationen werden Arthrosen wieder aktiv und es entstehen Lahmheiten.
Durch Anwendung der beschriebenen Behandlungsgrundsätze legt der Behandelnde seine Strategie fest.

*Behandlungsstrategie*
1. Es wird Yin und Yang ausgeglichen.
2. Es werden allein die Ursachen (Ben) oder allein die Symptome (Biao) behandelt oder beide miteinander kombiniert.
3. Wei-Qi wird gestärkt mit oder ohne Ausleiten des krankmachenden Faktors.
4. Klimafaktoren werden beachtet.

Nachdem die Behandlungsstrategie festgelegt ist, werden die entsprechenden Akupunkturpunkte benannt.

## Auswahl der Akupunkturpunkte

In der chinesischen Lehre wird derjenige gepriesen, der mit dem Setzen nur einer Akupunkturnadel die Erkrankung heilen kann. Dieses widerspricht der Vorstellung vieler Patientenbesitzer, die glauben, je mehr Nadeln gesetzt werden, desto besser ist die Heilwirkung. Generell versucht der Akupunkteur mit sowenig Nadeln wie möglich auszukommen. Unter Umständen kann im Einzelfall eine Erkrankung den Einsatz vieler Akupunkturnadeln erfordern.
Zur Erinnerung sei gesagt, dass jeder Akupunkturpunkt mehrere Aufgaben

hat und deshalb bei unterschiedlichen Erkrankungen eingesetzt werden kann. In der Akupunkturbehandlung werden Lokal-, Nah- und Fern-Punkte sowie psychische Punkte stimuliert.

Um einen optimalen Behandlungserfolg zu erreichen, wird bei jeder Behandlung eine Kombination dieser Punkte durchgeführt. Als **Lokal-Punkt** wird jeder auf Druck schmerzhaft reagierende Punkt bezeichnet.

**Nah-Punkte** vermögen direkt vor Ort und in der Nähe der erkrankten Region beispielsweise Wind oder Hitze auszuleiten. Sie haben sich bewährt bei akuten, schmerzhaften Erkrankungen und in Kombination mit Lokal- und Fern-Punkten.

**Fern-Punkte** liegen entfernt vom Krankheitsort an den vier Gliedmaßen; dort reagiert das Qi sehr schnell und intensiv. Die Anwendung erfolgt bei akuten und chronischen Erkrankungen. Diese Punkte heben Qi- und Xue-Stagnation auf. Sie leiten Wind, Feuchtigkeit und Kälte aus den Meridianen.

**Psychische-Punkte** haben unterschiedliche Lokalisationen. Die Psyche hat bei unseren Pferden, von denen wir ein hohes Maß an Anpassung und Rittigkeit fordern, fast immer eine Unterstützung nötig.

**Shu-Punkte** wirken immer auch auf das zugehörige Organ.

Jeder Akupunkteur und Akupresseur sollte so wenige Punkte wie möglich stimulieren. Während der Akupunkteur individuell entscheidet, wie viele Punkte er anwendet, sollte der Akupresseur nicht mehr als fünf Punkte pro Behandlung akupressieren.

Es werden zuerst die Hauptpunkte ausgesucht. Dies sind meistens die Fern-Punkte, die ergänzend durch Lokal- und/oder Nah-Punkte unterstützt werden.

Die Akupunktur zu vieler Yang-Meridian-Punkte führt zu Nervosität und Unruhe. Die Nadelung zu vieler Yin-Meridian-Punkte führt zu Müdigkeit und Leistungsabfall.

Alte und junge Pferde erhalten weniger Nadeln. Wenn ein altes Pferd zu stark stimuliert wird, kann es sich, da schmerzfrei, sehr vital fühlen und sich durch Rumtoben, Bocksprünge und Rennen überfordern. Außerdem besteht die Gefahr, dass bei einer zu rasanten Stimulation der Kreislauf kollabiert.

Bei jeder Akupunktur sollten immer Akupunkturpunkte in die Behandlung einbezogen werden, die das Qi im betroffenen Meridian bewegen.

## *Kombinationen der Akupunkturpunkte*

Jeder Akupunkteur wendet Punktkombinationen an, mit denen er gute Erfahrung gemacht hat. Es ist aber für den Behandlungserfolg wichtig, auf Veränderungen am Patienten zu achten, da sonst falsche Punkte akupunktiert werden. Deshalb erfordert jede Akupunktur eine vollständige Untersuchung. Es gibt aber allgemeine Punktkombinationen, die in fast allen Fällen zu guten Be-

## Auswahl der Akupunkturpunkte

handlungserfolgen führen. Einige dieser Kombinationen sind hier aufgeführt:

*Shu-Mu-Kopplung*
Zur Therapie werden Zustimmungspunkte und Alarmpunkte kombiniert. Diese Kombination wird bei inneren Erkrankungen eingesetzt.

*Meridianakupunktur (Kettenschloss-Kombination s. Bild Seite 94)*
Akupunktur des gestörten Meridians durch Punkte oberhalb und unterhalb des Schmerzgeschehens. Sie wird häufig bei akuten Lahmheiten oder Verletzungen angewendet.

*Vorne-Hinten-Kopplung*
Die Meridiane eines Umlaufes, mit der gleichen Qualität (Yang-Yang oder Yin-Yin), werden miteinander gekoppelt, zum Beispiel Di und Ma oder MP und Lu. Erfolgreiche Anwendung bei äußeren Meridianstörungen.

*Außen-Innen-Kopplung*
Ein Yin- und Yang-Meridian, die ein Paar bilden (zum Beispiel Lu/Di), werden durch den Quellpunkt (Yuan-Punkt) und Passagepunkt (Luo-Punkt) gekoppelt. Über das transversale Lo-Gefäß, das die Partner verbindet, kommt es zu einem Energieausgleich.

Starke Lu – schwacher Di
Lu 7 (Luo-Punkt) – Di 4 (Quellpunkt)
Umgekehrt
Di 4 (Luo-Punkt) – Lu 9 (Quellpunkt)
Diese Therapieform kann bei Lungenerkrankungen hilfreich sein.

### Akupunkturpunkte, die Qi in den Meridianen bewegen

| | |
|---|---|
| *Blasen-Meridian:* | Bl 10, Tian Zhu |
| | Bl 60, Kun Lun |
| *Nieren-Meridian:* | Ni 3, Tai Xi |
| | MP 6, San Yin Jiao |
| *Magen-Meridian:* | Ma 36, Zu San Li |
| | Ma 1, Cheng Qi |
| *Milz-Meridian:* | MP 6, San Yin Jiao |
| *Dünndarm-Meridian:* | Dü 3, Hou Xii |
| *Gallenblasen-Meridian:* | Ga 20, Feng Chi |
| *Leber-Meridian:* | Ga 41, Zu Lin Qi |
| | Le 3, Tai Chong |
| *Dickdarm-Meridian:* | Di 16, Ju Gu |
| *Lungen-Meridian:* | Lu 7, Lie Que |

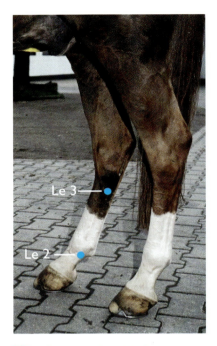

■ *Die Punkte Le 2 und Le 3 – die Kettenschloss-Kombination. Le 2 und Le 3 können bei einem Schmerzgeschehen genadelt werden, dass innen am Hinterbein oberhalb des Fesselgelenkes lokalisiert ist.*

*Kontralateraltechnik*
Die gesunde Seite wird genadelt. Häufig bei sehr schmerzhaften, akuten Prozessen, um abzuleiten oder sehr langen, chronischen Verläufen, um die gesunde Seite zu stärken.

*Meisterpunkte*
Die Meisterpunkte werden zusätzlich akupunktiert, um das ihnen zugeordnete Einzugsgebiet zu erreichen.
Bl 17 – Meer des Blutes
G 34 – Muskeln und Sehnen
Lu 9 – Gefäßsystem
Bl 11 – Knochenmark

*Spalt-, Grenz- oder Xi-Punkte*
Diese Punkte sind die Sammelstelle des Qi der entsprechenden Meridiane. Sie werden vor allem bei akuten Erkrankungen eingesetzt.

### Zeitdauer der Akupunktur
Im Allgemeinen bleiben die Nadeln etwa eine halbe Stunde in den Akupunkturpunkten stecken. Soll das Abwehr-Qi aufgebaut werden, verkürzt sich die Zeit auf etwa 15 Minuten. Generell gilt, je länger die Nadeln wirken, desto stärker ist die entspannende Wirkung. Jedes Pferd reagiert unterschiedlich auf die Akupunktur und deshalb muss die Zeit individuell variiert werden.

### Zeit zwischen den Behandlungen
In der Regel wird als Abstand zwischen zwei Behandlungen eine Woche bis zehn Tage angegeben. Die Wiederholung der Akupunktur ist allerdings abhängig von der Diagnose. Eine Rückenverspannung kann mit 2–3 Akupunkturbehandlungen behoben sein. Eine chronische Bronchitis braucht zwei Behandlungen im Abstand von zehn Tagen und anschließend weitere in größeren Zeit-

abständen, bis das Pferd gesund ist. Grundsätzlich wird ein Pferd mit starkem Abwehr-Qi schneller gesund, während ein chronisch kränkelndes wesentlich länger braucht.

Spricht das Pferd auf die Akupunkturbehandlung an, werden die Behandlungsintervalle größer. Bei inneren Erkrankungen sollte der Patient im Abstand von 3–4 Monaten nach der Heilung zur Kontrolle vorgestellt werden. Diese Maßnahme hat sich als sehr sinnvoll herausgestellt. Besonders wenn man den Patienten gut kennt, kann man kleine Störungen schon therapieren, bevor eine Erkrankung wieder ausbricht.

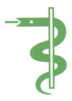

# DIE AKUPUNKTUR IN DER PRAXIS

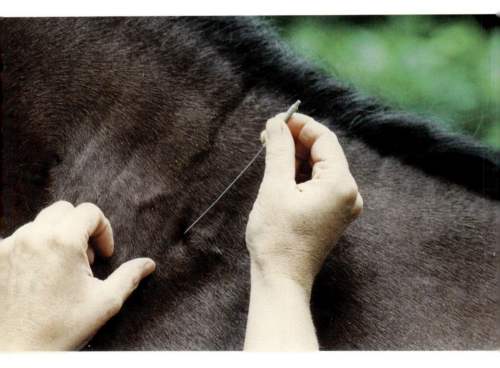

■ *Die Akupunktur hat viele Einsatzgebiete – angefangen bei der Behandlung von Schmerzen und Bewegungsstörungen über innere Erkrankungen bis zu Verhaltensauffälligkeiten.*

# Akupunktur zur Gesunderhaltung

Die Akupunktur zählt zu den so genannten Regulationstherapien und wirkt auf dem Gebiet der Energetik. Da die fernöstlichen Heilmethoden einen ganzheitlichen Ansatz haben, stellt in ihrem Sinne eine Erkrankung immer eine Störung des energetischen Gleichgewichts im gesamten Körper dar. Akupunktur zur Gesunderhaltung hat die Aufgabe, das energetische Gleichgewicht in den Meridianen und Organen zu erhalten.

Erste Anzeichen eines energetischen Ungleichgewichtes zeigen sich beim Pferd oft in Verhaltensänderungen und im Fressverhalten. Ein ausgeglichener Shen-Typ, der plötzlich panikartig reagiert, hat ein Problem. Ein frecher Gan-Typ, der sich durch nichts mehr aus der Ruhe bringen lässt und stumpf in der Arbeit wird, hat eine Leber-Qi-Schwäche. Ein Pi-Typ, der schlecht frisst, hat wahrscheinlich entweder Haken auf den Zähnen oder einen Milz-Qi-Mangel.

Ansonsten muss in der Untersuchung abgeklärt werden, welche Störung im Meridiansystem vorliegt. Ein frühzeitiges Erkennen und Behandeln leichter Befindlichkeitsstörungen oder beginnender Gesundheitsprobleme verkürzt die Behandlungszeit und verhindert schwerere Erkrankungen, die oftmals mit langwierigen Behandlungen, Trainingspausen und Leistungseinbußen einhergehen.

Eine spezielle Gesunderhaltung durch Akupunktur ist die Betreuung der Leistungspferde, die ihr Können auf Turnieren, Distanzritten, Ausstellungen und Shows zeigen. Diese Pferde sollten regelmäßig im Sinne der TCM untersucht werden, da von ihnen nicht nur Gesundheit, sondern Leistung gefordert wird.

**Praxis-Beispiel: Immunsystem stärken**

In einem Reitstall grassiert seit Wochen eine Atemwegsinfektion. Eine Besitzerin, deren Stute seit zwei Tagen schlecht frisst und matt in der Arbeit ist, aber noch kein Fieber hat, will die Abwehrkräfte ihres Pferdes unterstützen. Die 9-jährige Stute steht im Pi-Typ. Es wird einmal Lu 7, Ni 3 und Di 4 akupunktiert, danach eine Woche lang Lu 7, MP 6, Ma 36 und Di 4 akupressiert. Das Pferd bekam keine Infektion und brauchte keine weitere Behandlung.

Die Lunge stärkt und kontrolliert das Immunsystem (Wei-Qi), das unter der Haut zirkuliert. Im Anfangsstadium einer Infektionskrankheit kann das Wei-Qi und damit das Immunsystem durch Lu 7 in Kombination mit Di 4 gestärkt werden. Bei Pferden mit chronischem Husten hilft Lu 7, das Lungen-Qi zur Niere herabzusenken. Die Niere nimmt das Lungen-Qi entgegen und wird durch Ni 3 unterstützt. Bei Pferden, die nicht im Winter, sondern eher im Frühjahr krank werden, wird zusätzlich Gb 20 genadelt, um Wind auszuleiten.

> Die TCM sieht es als eine ihrer Hauptaufgaben an, Symptome so früh wie möglich zu erkennen und zu behandeln, bevor das Pferd im Sinne der westlichen Medizin krank wird.

Manche Pferde erlernen rasch einzelne Lektionen, kommen aber durcheinander, wenn der Reiter mehrere hintereinander reiten möchte – sie haben Konzentrationsschwierigkeiten. Überfordert der Reiter die Aufmerksamkeit seines Pferdes entstehen Muskelverspannungen.

**Praxis-Beispiel: Rückenmuskelverspannungen nach geistiger Überlastung**
Livius, ein fünfjähriger, für den Dressursport sehr gut veranlagter Wallach, sollte für ein großes Turnier vorbereitet werden. Obwohl der im Fei-Typ stehende Livius alle Lektionen sehr schnell begriffen hatte, fiel ihm das konzentrierte Durchhalten während einer Dressuraufgabe schwer. Der Reiter hatte deshalb zweimal pro Tag eine halbe Stunde mit ihm gearbeitet und die Aufgabe immer wieder geübt. Nach einer Woche trabte Livius nur noch mit schleppender Hinterhand und verlor an Appetit.

Das ständige Wiederholen der Dressuraufgabe stellte für das Pferd eine geistige Überforderung dar, auf die es mit körperlichen Symptomen reagierte. Livius wurde einmal in Bl 10 akupunktiert.
Bl 10 (Tian Zhu) liegt an der Austrittstelle des Blasen-Meridians aus dem Gehirn. Er stellt einen Sammelpunkt des Qi dar. Dadurch kann er die Konzentration und das Gedächtnis anregen. Der Punkt liegt seitlich am Hals auf dem Atlasflügel des 1. Halswirbels, eine Handbreit unterhalb des Mähnenkammes.
**TCM-Diagnose:** Der Punkt leitet Wind aus und klärt das Gehirn. Er ist der Punkt des Meeres, des Qi. Er löst Stagnationen im Blasen-Meridian
**Westliche Diagnose:** Schmerzen und Schwindel im Kopf mit Sehstörungen, Konzentrationsschwierigkeiten und HWS-Syndrom.
Bei Schmerzen der tiefen Rückenmuskulatur wird B10 angewendet, weil er einen Stau im Blasen-Meridian, der in der Rückenmuskulatur verläuft, lösen kann.
Zur Überraschung des Reiters verschwand die Hinterhandproblematik innerhalb von vier Tagen. Die Akupunkturbehandlung wurde dreimal wiederholt. Da Livius im Fei-Typ steht, wurde beim letzten Mal Lu 7 akupunktiert. Livius bekam mehr Zeit in der Ausbildung und geht heute erfolgreich in Dressurprüfungen der Klasse S.

Dieses Beispiel macht deutlich, warum Vorbeugung und Gesunderhaltung zusammen zu nehmen sind. Ohne die Akupunktur wären die Rückenschmerzen und die Schwäche der Hinterbeine zum Problem geworden. Eine klinische Untersuchung hätte sich auf die schmerzhaften Körperpartien konzentriert und Livius wäre ein Rückenpatient geworden.

## *Akupunktur am Fohlen und heranwachsenden Pferd*

Die Akupunktur ist vielen vorwiegend als Schmerztherapie bekannt. Aus diesem Grund werden hauptsächlich gerittene und gefahrene Pferde mit Schmerzsymptomatik durch Akupunktur behandelt.

Die Akupunktur allein oder in Verbindung mit Akupressur und Kräutern wirkt aber ebenso auf das Wachstum, das Immunsystem und die Psyche unserer Pferde und ist deshalb mit gutem Erfolg auch beim Fohlen und beim heranwachsenden Pferd einzusetzen. Die Akupunktur kann vorbereitend vor und während der Geburt eingesetzt werden, um der Mutterstute ein leichteres Abfohlen zu ermöglichen. Eine leichte, stressfreie Geburt schafft beste Voraussetzungen für eine schnelle Regeneration der Mutterstute und erleichtert dem Fohlen den Start ins Leben.

*Einsatzgebiete der Akupunktur*
- *lebensschwache Fohlen*
- *Darmpechverhalten des Fohlens*
- *Wachstumsstörungen*
- *Probleme beim Zahnwechsel*
- *Infektionsanfälligkeit*
- *Sterilität der Stute*
- *Probleme bei der Rosse*
- *Geburtseinleitung*
- *Schwierigkeiten während der Geburt*
- *Nachgeburtsverhalten*
- *Gebärmuttervorfall*
- *Milchmangel*
- *Deckunlust beim Hengst*
- *Qualitätsverbesserung des Spermas*
- *Quantitäsverbesserung des Spermas*

### Die Essenz

Unabhängig vom Geburtsverlauf gibt es Fohlen, die unter schlechten Bedingungen geboren werden und aufwachsen, sich aber trotzdem zu gesunden, belastbaren Reitpferden entwickeln.

Fohlen mit starkem Lebenswillen werden mit problematischen Situationen wie Infektionen, ungünstige Witterungen oder Milchmangel der Mutterstute leichter fertig. Sie haben ein intaktes Immunsystem und werden bei Erkrankungen schneller gesund. Lebensschwache Fohlen entwickeln sich in optimaler Umgebung gut, können aber keine ungünstigen und ungesunden Umstände ertragen.

In der Traditionellen Chinesischen Medizin wird die Fähigkeit des Fohlens, mit krankmachenden und belastenden Situationen zurechtzukommen, durch die Essenz (Jing) bestimmt. Jing gehört zur Gruppe der vitalen Substanzen, ohne die ein Lebewesen nicht existieren kann. Die Essenz ist eine spezifische,

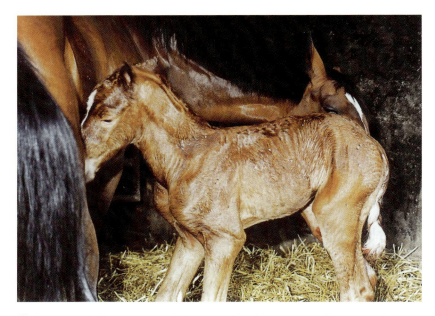

■ *Ausreichende Versorgung mit Kolostralmilch ist Voraussetzung für eine starke Nach-Himmels-Essenz.*

besonders wertvolle Energie, die sich aus der von den Elterntieren mitgegebenen **Vor-Himmels-Essenz** und der aus der Nahrungsaufnahme entstandenen **Nach-Himmels-Essenz** zusammensetzt. Beide Anteile verbinden sich zur Nieren-(Shen)-Essenz.

*Die Vor-Himmels-Essenz*
Durch die chromosomale Verbindung von Hengst und Stute trägt das entstehende Fohlen eine Vielzahl, der von beiden Elterntiere vererbten genetischen Anlagen. Aus Sicht der Traditionellen Chinesischen Medizin setzt sich die *Vor-Himmels-Essenz* aus den Erbenergien der Eltern zusammen und wird an den Nachwuchs weitergegeben.

Die Vor-Himmels-Essenz ist die einzige Essenz, die vor der Geburt im Fohlen, welches durch die Gebärmutter ernährt wird, zu finden ist. Die Essenz ist bei jedem Fohlen, selbst bei gleicher Anpaarung, unterschiedlich. Diese Energie wird von den Elterntieren vererbt, das heißt sie vermehrt sich während des Pferdelebens nicht mehr, sondern verbraucht sich mit zunehmendem Alter. Durch lang andauernde Erkrankungen kann die Essenz früh aufgebraucht werden. Dies führt zu vorzeitigem Altern und zu Schwäche. Die Akupunkur hilft, die Essenz zu bewahren.

*Die Nach-Himmels-Essenz*
Die *Nach-Himmels-Essenz* stellt die Energie dar, die aus der Nahrung nach der Geburt aufgenommen wird. Deshalb wird ebenso wie in der westlichen Medizin, der Aufnahme der Kolostralmilch große Bedeutung zugemessen. Das Fohlen beginnt zu atmen und zu trinken. Die Milz und der Magen bilden aus der Nahrung das Nahrungs-Qi. Dadurch entsteht die Nach-Himmels-Essenz. Die Nach-Himmels-Essenz ist im Gegensatz zur Vor-Himmels-Essenz durch Aufnahme gesunden, wertvollen Futters wieder auffüllbar.

*Die Nieren-Essenz (Shen-Essenz)*
Die *Shen-Essenz* besteht sowohl aus der Vor- und der Nach-Himmels-Essenz und stellt die individuelle Essenz eines Fohlens dar. Im Gegensatz zu Qi, das im ganzen Körper fließt, findet sich die Essenz hauptsächlich in den Nieren (Shen) und in den acht außerordentlichen Meridianen. Spricht man von der individuellen Essenz eines Pferdes, wird im Allgemeinen keine Bezeichnung vor der Essenz geführt. Es wird vorausgesetzt, dass die Nieren-Essenz gemeint ist.

*Die Essenz hat folgende Aufgaben:*
- Grundlage für Wachstum
- unterstützt die sexuelle Reifung und Fortpflanzung
- Grundlage der konstitutionellen Stärke und Immunabwehr
- Grundlage des Nieren-Qi

*Essenz-Mangel*
Essenz-Mangel zeigt sich in Wachstumsstörungen, die zu Lahmheiten, Gliedmaßenfehlstellungen und Bewegungseinschränkungen führen können. Durch einen verzögerten Zahnwechsel, kommt es bei Essenz-Mangel zu Schmerzen und reduzierter Futteraufnahme. Bei einer schlechten körperlichen Entwicklung kann das Fohlen sich nicht durchsetzen, und es kommt zu psychischen Entwicklungsstörungen des heranwachsenden Pferdes. Jede Verzögerung in der sexuellen Reifung entsteht aus einem Essenz-Mangel. Die Essenz bildet die Grundlage des Immunsystems, des Abwehr-Qi oder Wei-Qi. Wei-Oi ist verantwortlich für die Bildung unserer Abwehrkräfte gegen Krankheitserreger. Infolge eines Essenz-Mangels kann kein wirkungsvolles Abwehr-Qi entstehen. Dadurch wird das Fohlen krankheitsanfällig

## Akupunktur in den ersten Stunden nach der Geburt

Das neugeborene Fohlen reagiert sehr gut auf die Akupunktur. In China werden Säuglinge beispielsweise häufig nur mit Akupressur behandelt. Ist der Tierarzt während der Geburt zugegen, kann er die Akupunkturpunkte massieren oder mit einer kurzen, dünnen Nadel für einen Moment stimulieren.

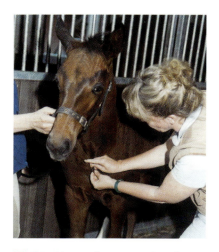

■ Die Akupunktur unterbrach den Kreislauf aus wiederkehrenden Infektionen und Antibiotikabehandlungen.

Kommt der Tierarzt erst einen Tag später, kann der Züchter nach der Geburt die Nach-Himmels-Essen des Fohlens in den ersten Lebensstunden unterstützen, indem er die folgenden Punkte im Abstand von 15 Minuten für 30 Sekunden akupressiert:
- Ma 36 (Zu San Li) zur Bildung der Nach-Himmels-Essenz, stärkt Magen und Milz, regt den Appetit an, fördert die Bildung von Abwehr-Qi.

MP 6 (San Yin Jiao) tonisiert die Milz, nährt das Blut.
Diese Punkte können auch beim Darmpechverhalten des Fohlens zur Unterstützung akupunktiert oder akupressiert werden.

### Die Mutterstute

Die Aufmerksamkeit nach der Geburt gehört nicht nur dem Fohlen, sondern auch der Stute. Bei einer stressfreien, normalen Geburt kann ein optimaler Energieausgleich der Stute durch eine Akupunktur in den ersten vierzehn Tagen nach der Geburt erreicht werden, da die Akupunktur die Normalisierung der Gebärmutter und die Milchbildung unterstützt.

Hier einige Akupunkturpunkte, die man nach einer normalen Geburt akupunktieren kann:

MP 21 (Da Bao) kontrolliert das Netz der kleinen Blutgefäße, lindert generalisierten Schmerz.
- Di 4 (Hegu) lindert Schmerzen und ist einer der stärksten Schmerzpunkte.
- Ni 3 (Taixi) unterstützt das Nieren-Qi.
- Gb 41 (Zu Lin Qi) harmonisiert das Fließen des Leber-Qi.
- MP 6 (San Yin Jiao) verbindet die drei Yin-Meridiane, stärkt durch Beeinflussung der Milz die Mitte des Pferdes.

Der Züchter kann zusätzlich zu Akupunktur, diese Punkte in den folgenden Tagen einmal täglich akupressieren.

### Akupunktur im ersten Lebensjahr

Ein gesundes Fohlen auf der Weide zu beobachten ist interessant und spannend. Einige Tage nach der Geburt wird genauer erkennbar, was für ein Typ das Fohlen ist. Manche Fohlen verhalten sich tollpatschig, andere eher zurückhaltend. Einige Fohlen sind von Natur aus vorsichtig, andere regelrechte Draufgänger.

Das Verhalten der Mutterstute prägt zusätzlich das Verhalten des Fohlens. Eine ängstliche und misstrauische Stute hat eher ein zurückhaltendes Fohlen. Ein vitales, aufgewecktes, gesundes Fohlen braucht keine TCM-Behandlung. Seine Energien sind harmonisch und ausgeglichen. Treten aber Infektionen, Erkrankungen, Verletzungen oder Verhaltensänderungen, wie Unsicherheit und Ängstlichkeit, auf, ist eine Akupunktur angebracht.

In der Akupunkturbehandlung beim Fohlen werden die gleichen Punkte wie beim erwachsenen Pferd angewendet. Es sollten aber weniger Punkte genadelt und die Akupunkturnadeln nach 15 Minuten entfernt werden.

## Praxis-Beispiel: Wiederholte Erkrankung beim Fohlen

Fredo, ein 6 Monate altes Fohlen, hat eine Lungenentzündung und wird seit Wochen mit wechselnden Antibiotika behandelt. Er reagiert zwei Tage nach dem Absetzen des Antibiotika mit verschlechtertem Allgemeinbefinden, Fieber und Atemproblemen. Das Fohlen hatte mit zwei Wochen eine offene Verletzung am linken Vorderbein. Vier Wochen danach trat zum ersten Mal eine Lungenentzündung auf. Da Fredo in der letzten Zeit zusätzlich schlecht frisst und mit den Zähnen knirscht, hat der Tierarzt den Verdacht, dass ein Magengeschwür entsteht und um eine Kombinationsbehandlung gebeten. Das Fohlen zeigt weißliche Schleimhäute und einen leeren, schwachen Puls. Es wirkt matt und gehunlustig. Das Fohlen hat eine Milz-Qi-Schwäche und eine Lungen-Qi-Schwäche, hervorgerufen durch eine ungenügende Ausbildung oder Schwächung des Abwehr-Qi in den ersten vierzehn Tagen seines Lebens. Die Akupunktur behandelt die Wurzel, indem Bl 17 (Meer des Blutes) und Bl 20 (Shu-Punkt der Milz) genadelt werden.

Nach sieben Tagen wird in der zweiten Akupunktursitzung Ma 36 zu San Li zur Stärkung von Qi und Blut und Unterstützung der Milz-Funktion akupunktiert. Wieder eine Woche später empfängt mich der kleine Fredo kernig und übermütig und bleibt beim Akupunktieren nicht mehr ruhig stehen. Zusätzlich zu Bl 17 wird Lu 7 akupunktiert. Das Antibiotika wird abgesetzt. Fredo bleibt fieberfrei und entwickelt sich gut. Er braucht bei den anschließenden Kontrolluntersuchungen keine weitere Akupunktur.

### *Trennung von der Mutter*

Die Trennung von der Mutterstute verkraften manche Fohlen sehr schlecht. Sie beginnen zu kümmern und werden infektionsanfällig. In diesen Fällen sollten Bl 11 und Bl 23 genadelt werden.

Hat das Fohlen die Trennung von der Mutterstute gesund überstanden, muss es sich in der Herde vor Gleichaltrigen beweisen. Der Züchter achtet in dieser Entwicklungsphase auf körperliche Zeichen des Unwohlseins. Manche Fohlen mit hervorragendem Körperbau sehen als Jährlinge oft unharmonisch aus. Dies ist eine normale Entwicklung des unterschiedlichen Wachstums der Knochen und der Muskulatur.

Sondert sich ein Jährling aus der Gruppe ab oder zeigt mangelnde Spielbereitschaft mit den anderen Jährlingen, sind das Anzeichen für eine ungesunde Entwicklung. Appetitlosigkeit und Abmagerung können auf einen Wurmbefall hinweisen, können aber auch andere Ursachen haben und müssen untersucht und behandelt werden.

### Gesundheitsvorsorge für die nächsten Jahre

Alle heranwachsenden Tiere reagieren intensiv und schnell auf die Akupunktur und Akupressur. Deshalb werden in dieser Zeit Energien ausgeglichen und gestärkt. Übersieht der Züchter die Zeichen, die das Fohlen gibt, dann entstehen Schwächen und es verfestigen sich Anfälligkeiten, die im späteren Pferdeleben zu gesundheitlichen Einbußen und Leistungsabfall führen.

## Akupunktur am alten Pferd

### Wann ist ein Pferd alt?

Es gibt grundsätzlich keine feste Altersgrenze, die bestimmt, wann ein Pferd als alt zu bezeichnen ist.

Al Pacino ist 15 Jahre alt und fährt am liebsten jedes Wochenende aufs Turnier. Sobald er eingeflochten wird, wiehert er bei jedem Hänger in der Annahme, dass es endlich losgeht. Al Pacino wirkt vital, lebensfroh und jung. Mandoline ist erst 12 Jahre alt und will ihre Box nicht mehr verlassen. Sie hat Arthrose in beiden Fesselgelenken und möchte nicht mehr laufen. Ihr Fell ist stumpf und struppig und sie sieht alt und gebrechlich aus.

### Der Alterungsprozess

Die Essenz ist die Grundlage für die Entwicklung des Knochenwachstums und der sexuellen Reifung. Jedes Pferd

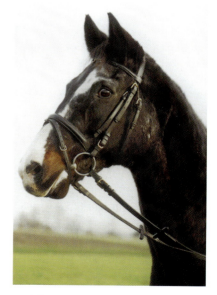

■ *Athlet ist 23 Jahre und steht im Shen-Typ. Die vitale Essenz spiegelt sich in seinem Blick.*

hat seine individuelle Essenz. Während des Lebens der Pferde wird die Essenz allmählich weniger, und dadurch beginnt das Pferd zu altern. Hat ein Pferd eine starke Essenz und außerdem noch eine artgerechte Umgebung, wird es relativ spät alt erscheinen. Ein Pferd mit einer schwachen Essenz, das vielleicht unter ungünstigen Bedingungen lebt, wirkt dagegen möglicherweise schon mit zehn Jahren alt. Durch eine ausgewogene, gute Ernährung kann man die Nach-Himmels-Essenz beeinflussen und damit die Essenz stärken.

**Praxis-Beispiel: Husten bei starkem Immunsystem**

Fips, ein 24-jähriges kleines Pony, hüstelt seit einigen Wochen beim Reiten. Der Husten ist trocken und rau. Er bereitet dem Pony aber keine weiteren Probleme. Bei der Untersuchung finden sich keine Auffälligkeiten, außer dass zwei traditionelle chinesische Punkte, die nicht auf den Meridianen liegen, eine Druckveränderung zeigen. Fei Men und Fei Pan sind Lungenpunkte. Diese Punkte nehme ich immer sehr ernst, weil sie ein Lungenproblem anzeigen.

Fips wird an Lu 7, Lu 9, Ma 40, Ma 36 und Bl 23 genadelt. Zwei Tage später hustet er gelblichen Schleim ab. Die Akupunktur wird noch zweimal im Abstand von vierzehn Tagen durchgeführt. Danach hustet Fips nicht mehr. Der Husten von Fips war so geringgradig, dass niemand eine Verschleimung der Bronchien angenommen hat. Die alten traditionellen chinesischen Punkte zeigen aber zuverlässig an, dass ein Lungenproblem vorliegt.

Bei der Diagnose von inneren Erkrankungen beweist sich immer wieder, wie wichtig diese Punkte beim Pferd sind.

Fips ist ein altes Pony mit einer starken Essenz und einem sehr starken Abwehr-Qi. Ein schwächeres Pony hätte sicherlich mit stärkerem Husten oder sogar mit Mattigkeit reagiert. Die Akupunktur unterstützt das Wei-Qi, so dass Essenz und Pferd schnell regenerieren.

*Vorsorge für das alte Pferd*

Stärkung des Immunsystems, Unterstützung im Fellwechsel, Bewegungseinschränkungen und Steifheiten abbauen und das Allgemeinbefinden verbessern sind typische Themen, wenn es um die Behandlung von alten Pferden geht, die mit Akupunktur behandelt werden können.

Viele Besitzer von älteren Pferden stellen ihr Pferd regelmäßig alle vier bis fünf Monate zur TCM-Untersuchung vor. Es muss keine Behandlung durchgeführt werden, wenn das Meridiansystem kein energetisches Ungleichgewicht aufweist. Aber durch diese Kontrolluntersuchungen lerne ich die Pferde sehr gut kennen und beurteilen. Veränderungen im Puls, an den Schleimhäuten oder in der Druckempfindlichkeit von Akupunkturpunkten lassen somit bei Bedarf ein sehr frühes Behandeln zu.

Das alte Pferd wird durch die TCM sehr gut unterstützt. Viele ältere Pferde reagieren besonders empfindlich auf Witterungseinflüsse wie Feuchtigkeit, Nässe und Kälte. Sie neigen zu Steifheiten und Verspannungen im Bewegungsapparat. In der Akupunktur muss man ein sehr altes Pferd genau untersuchen und darf nicht zu intensiv nadeln, um den Körper keinesfalls zu überfordern. Wie beim jungen Fohlen setzt man nur wenige Nadeln.

Alte Pferde sind sehr dankbar und entspannen sich bei der Akupunktur. Dies erkennt man an dem gelösten, entspannten Gesichtsausdruck, der immer schneller eintritt, sobald das Pferd den ausgleichenden Effekt der Akupunktur kennen gelernt hat. Trotzdem reagiert der Gesamtorganismus des alten Pferdes träger auf die Akupunktur als der eines jungen. Deshalb muss häufiger akupunktiert werden.

**Praxis-Beispiel: Nieren-Yang-Mangel**

Lucky, ein 18-jähriger, vitaler und springfreudiger Fuchswallach, geht im Sommer regelmäßig mit seinem Reiter aufs Turnier. Im Herbst beginnt er plötzlich im Stall zu frieren und muss häufig Urin lassen – eine Befindlichkeitsstörung, der die westliche Medizin erst einmal keine Bedeutung beimessen würde, da eine durchgeführte Blut- und Urin- Untersuchung in Ordnung war.

Lucky steht im Gan-Typ mit Milz-Anteil. Die Untersuchung ergibt einen schwachen Puls und sehr weißliche Schleimhäute. Von den Shu-Punkten reagiert Bl 23, der Zustimmungspunkt der Niere, deutlich.

Eine Nieren-Yang-Schwäche führt zu Kältesymptomen. Bei Lucky äußert sich das durch das Frieren und das häufige Wasserlassen mit viel Urin. Die Therapie besteht aus einer Behandlung durch Moxibustion von Bl 23 zweimal im Abstand von zehn Tagen. Alle Symptome verschwinden und Lucky ist wieder der Alte.

Dieses Beispiel zeigt sehr deutlich, dass ein Pferd für einen Tierarzt, der traditionell chinesisch behandelt, schon krankhafte Symptome aufweisen kann, während die westliche Medizin dieses Pferd als gesund einschätzt.

## *Akupunktur am erwachsenen Pferd*

Das Einsatzgebiet der Akupunktur ist breit gefächert. Um dem Reiter einen Überblick zu geben, bei welchen gesundheitlichen Problemen seines Pferdes eine Akupunkturbehandlung helfen kann, sind nachfolgend die verschiedenen Anwendungsgebiete zusammengestellt.

Da Schmerzreaktionen, Atemwegserkrankungen und Kolikanfälligkeit sowie Leistungsabfall zu den häufigsten Krankheitsbildern unserer Pferde gehören, werden diese im Folgenden aus Sicht der TCM ausführlich vorgestellt.

**Erkrankung, die mit Akupunktur behandelt werden können**

Augen: Konjunctivitis (Bindhautentzündung), Ulcus (Hornhautdefekt).

Atemwege: Alle Infektionen der oberen und unteren Atemwege, wie Nasennebenhöhlenentzündung, Kehlkopfentzündung, Bronchitis, Lungenentzündung, Allergien.

Schmerz: Myalgien (Muskelentzündung), Halswirbelsyndrom, Lumbago (Verschlag). Arthrosen der Gelenke der Gliedmaßen: Spat, Schale, Verkalkung der Biceps-Sehne. Schwellungen der Weichteile nach stumpfen Schlagverletzungen. Rittigkeitsprobleme infolge von Schmerz.

Rücken: Alle schmerzhaften Prozesse im Bereich des Rückens infolge von Entzündungen oder Arthrosen der Wirbelgelenke und die damit verbundenen Lahmheiten und Rittigkeitsprobleme, wie Kissing Spines, Muskelverspannungen und Rückenmuskelentzündungen.

Verdauungsapparat: Rezidivierende (wieder auftretende) Kolik, schlechte Futteraufnahme, Magenschleimhautentzündung, Magengeschwür, Kotwasser.

Verhalten: Alle extremen Verhaltensänderungen, Angst, Panik, Ärger.

Leistung: Leistungsabfall, Müdigkeit, Rittigkeitsprobleme.

Harnapparat: Blasenlähmung, rezidivierende Blasenentzündung.

Immunsystem: Infektionsanfälligkeit, Neigung zu langwierigen Heilungsprozessen, Neigung zu chronischen Erkrankungen.

Haut: Wiederkehrende Hautentzündungen, Pilzerkrankungen, Allergien.

Nervensystem: Akute Nervenentzündungen, Nervenschädigungen nach Verletzungen, Headshaking, Bewegungsstörungen, Ataxie.

### Bi-Syndrom (Schmerzgeschehen)

Schmerzen äußern sich beim Pferd oftmals in Lahmheiten und Bewegungseinschränkungen, die sich auf eine Gliedmaße beschränken, aber auch an mehreren Beinen auftreten können. Häufig ist zum Beispiel der Hals- und Rückenbereich mit seiner kompakten Muskulatur von Schmerzzuständen betroffen. Solche Schmerzgeschehen können sowohl mit scharfen oder dumpfen Schmerzen als auch mit Gefühllosigkeit der Muskulatur, der Sehnen oder der Gelenke einhergehen. Die betroffenen Pferde fallen durch Bewegungsunlust, Beweglichkeitseinschränkungen und Steifheit auf. Diese, in der westlichen Medizin als Myofasziale-Schmerz- und Dysfunktionssyndrome bezeichneten Schmerzzustände, werden in der TCM als Bi-Syndrom angesehen.

Lahmheiten sind aus Sicht der TCM energetische Disharmonien in den Meridianen und ihren Verbindungen an der Körperoberfläche. Erst wenn ein Schmerzgeschehen chronisch wird, wandert es ins Körperinnere. Entscheidet sich der Reiter für eine TCM-Behandlung, muss nach Kriterien der TCM eine Diagnose gestellt werden. Der pathogene Faktor und die betroffenen Meridiane sind zu bestimmen und die Therapie ist danach auszuwählen.

*Das Bi-Syndrom*
Es entsteht durch ein schmerzhaftes Stauungssyndrom von Qi und Xue in den Meridianen. Auslöser ist das Eindringen der pathogenen Faktoren Wind in Kombination mit Kälte, Hitze, und/oder Nässe.

Beim **Wind-Bi** findet sich ein heller Schmerz in Muskeln, Sehnen oder Gelenken. Der Ort der Entzündung kann wechseln. Die Lahmheit tritt plötzlich auf, oft ist keine Schwellung zu sehen oder zu fühlen. Ein Beispiel für solch ein Schmerzsyndrom ist eine akute Hufgelenksentzündung. Eine Lahmheit, die in Intervallen auftritt, hat Wind-Charakter.

Kommt zum Wind-Bi **Hitze-Bi** dazu, verstärkt sich der Schmerz und die betroffenen Gelenke oder Muskeln sind heiß und geschwollen, wie es zum Beispiele bei einer Gelenkentzündung nach einer stumpfen Schlagverletzung, nach einer Infektion, einer Muskelentzündung oder einem Nierenverschlag beim Pferd der Fall ist.

Das **Kälte-Bi** wird durch Kälte oder die Kombination Wind/Kälte hervorgerufen. Kennzeichen sind ein starker, einseitiger Schmerz in einem Gelenk oder Muskel. Da Kälte den Qi-Fluss weiter verlangsamt, kommt es zu Bewegungseinschränkungen. Dieses kann beispielsweise eine akute Muskelverhärtung im Rücken sein, verursacht durch Zugluft, Hängerfahren ohne das verschwitzte Pferd einzudecken.

Im Kapitel über die krankmachenden Einflüsse (Seite 54) wurden die pathogenen Faktoren beschrieben, die aus

## Akupunktur am erwachsenen Pferd

Sicht der Traditionellen Chinesischen Medizin in die Leitbahnen eindringen und dort zu Stau und Stagnation führen können. Daraus entwickelt sich ein Schmerzgeschehen für das Pferd. Dabei kann nur ein einzelner Meridian betroffen sein, meistens entsteht aber ein komplexes Schmerzgeschehen, das mehrere Meridiane erfasst.

### Die Schmerztherapie

Die Schmerztherapie besteht nicht nur in einer ausleitenden Behandlung. Alle Meridiane, die die Schmerzregion durchlaufen, werden bei der Behandlung erfasst. Häufig muss zusätzlich der Pferde-Typ ausgleichend genadelt und das Immunsystem unterstützt werden. Durch diese Therapie erhält

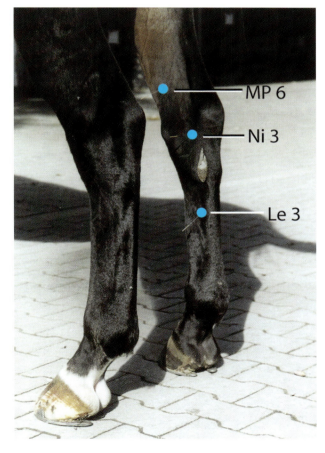

■ MP 6, Ni 3 und Le 3 werden häufig in der Schmerztherapie akupunktiert.

das Pferd die Kraft, sich mit den pathogenen Faktoren auseinander zu setzen und eine Heilung einzuleiten.

Bei der Behandlung jedes Schmerzgeschehens ist immer zu bedenken und mit dem Reiter zu besprechen, welche Anforderungen noch an das Pferd gestellt werden können. Nach einer ausgeheilten Lahmheit kann ein Freizeitpferd beispielsweise noch jahrelang geritten werden, während dagegen ein Sportpferd mit der gleichen Problematik unter Umständen die sportlichen Ansprüche nicht mehr erfüllen kann.

**Praxis-Beispiel: Hinterhandlahmheit**

Dieses Patientenbeispiel zeigt, dass sogar bei einer lang andauernden Lahmheit nur ein Meridian betroffen sein kann.

Eine achtjährige Rappstute lahmt seit drei Jahren hinten links. Der Einsatz von Schmerzmitteln hatte keinen Erfolg. Zweimal erhielt die Stute eine Ruhepause von drei Monaten, in denen sie ausschließlich Weidegang hatte. Danach schien sie lahmheitsfrei. Doch sobald sie belastet wurde, trat die Lahmheit wieder auf. Zuletzt erfolgte ein vollständiges Röntgen-Checkup und eine Szintigraphie in der Tierklinik, beides führte zu keiner Diagnose. Die Stute wurde an meine Praxis überwiesen. Die chinesische Diagnose ergab einen Qi-Stau im Magen-Meridian – der Magen-Meridian verläuft über das Knie.

Da die Lahmheit in Intervallen auftritt, es keinerlei Schwellung oder andere Krankheitsanzeichen gibt, entspricht sie einem Wind-Bi. Dieses ist ein seltenes Beispiel für eine einfache Meridianstörung. Die Stute wurde einmal an den Punkten Bl 21, Gb 34 und den Kniepunkten akupunktiert. Das Pferd ist seit der ersten Akupunkturbehandlung auch unter Belastung lahmheitsfrei.

*Akutes Schmerzgeschehen*

Ein akutes Schmerzgeschehen wird im Allgemeinen durch ein Wind-Bi oder eine Kombination von Wind und Hitze oder Wind und Kälte ausgelöst. Bei einer akuten Lahmheit wird entweder zuerst Biao (Symptom) und dann Ben (Wurzel) behandelt oder beide in einer Akupunktursitzung therapiert. Bei einer Vorderbeinlahmheit sind andere Meridiane betroffen als bei einer Hinterhandlahmheit. Nachdem die pathogenen Faktoren abgeklärt sind, wird daher untersucht, welcher Meridian gestaut ist. Dies erfolgt zum Beispiel über das Abtasten der Shu-Punkte und der Lokalisation des Schmerzes. Die Therapie-Intervalle sollten bei akuten Erkrankungen möglichst in einem Abstand von zwei bis fünf Tagen liegen.

**Praxis-Beispiel: Vorderbeinlahmheit**

Lara, eine 14 Jahre alte Haflingerstute, wird mit einer akuten Lahmheit vorne rechts vorgestellt. Sie lebt in einer Herde in einer Offenstallhaltung und die Reiterin hat Lara am Tag zuvor lahm von der Weide geholt. Lara ist die Anführerin in ihrer Herde und verteidigt ihren Anspruch auf diese Führungsposition in Abständen immer wieder durch ihr sehr dominantes Auftreten.

Die Untersuchung ertrug Lara, die im Gan-Typ steht, nur widerwillig. Die Muskulatur am Vorderbein ist außen unterhalb des Schultergelenkes handtellergroß, heiß und angeschwollen.

Von den Shu-Punkten sind der Zustimmungspunkt der Leber (Gan) und der Zustimmungspunkt des Dickdarms schmerzhaft.

Die akute Lahmheit ist durch eine Schlagverletzung auf der Weide von einem anderen Pferd entstanden. Die Symptome am Vorderbein zeigen Fülle-Hitze im Dickdarm-Meridian. Zur Therapie wird eine Kettenschlossakupunktur auf dem Dickdarm-Meridian durchgeführt, das heißt es werden Punkte über und unter der Schwellung akupunktiert. Am gesunden Bein wird der Punkt Dreifacher Erwärmer

> **Nässe-Bi**
> *Dabei entstehen Schwellungen der Muskulatur und angelaufene, Gliedmaße sowie dicke Gelenke ohne Hitzesymptome. Der Schmerz ist an einen bestimmten Ort, zum Beispiel ein Gelenk, gebunden. Teilweise können Taubheitsgefühle der Gliedmaßen auftreten. Feuchtes Wetter verstärkt die Einschränkung der Bewegung und erhöht den Schmerz.*

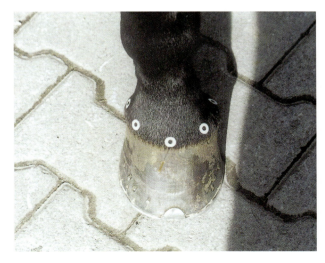

■ *Die Anfangs- und Endpunkte der Meridiane liegen direkt oberhalb des Kronsaums. Sie werden als Ting-Punkte bezeichnet. Bei akutem Schmerzgeschehen werden sie häufig akupunktiert.*

fünf, der alle pathogenen Faktoren ausleitet, genadelt. Am Hinterbein erfolgt die Akupunktur von Le 3 (Taichong) zum psychischen Ausgleich der Stute. Die Reiterin wird aktiv in die Behandlung ihres Pferdes einbezogen und akupressierte den Punkt Le 3 (Taichong).

Eine chronische Lahmheit kann ein Schmerzgeschehen sein, das scheinbar in Intervallen immer wieder auftritt oder eine Lahmheit, die zu Beginn der Bewegung des Pferdes deutlich ist und während des Reitens oder Führens verschwindet – der Reiter hat den Eindruck, das Pferd läuft sich ein.

Eine akute Lahmheit, die sich nicht bessert, sondern bestehen bleibt oder sich sogar verschlechtert, entwickelt sich zu einem chronischen Schmerzzustand.

Aus Sicht der traditionellen Medizin findet sich zu Beginn einer akuten Lahmheit meistens ein Wind-Bi. Bei der Entwicklung eines chronischen Schmerzgeschehens treten fast immer alle beschriebenen pathogenen Faktoren Wind, Kälte, Hitze und Nässe zusätzlich auf, allerdings mit unterschiedlich starker Ausprägung.

Sobald Gelenke angeschwollen sind, ohne sich heiß anzufühlen, haben wir es mit dem Nässe-Bi zu tun.

### Praxis-Beispiel: Lebenslust nach chronischer Lahmheit

Mango, ein 16 Jahre altes Pony, wird beim Therapeutischen Reiten eingesetzt. Leider besteht seit Jahren eine chronische Fesselträgerentzündung. Diese hat zu einer hochgradigen Lahmheit vorne links geführt. Das Schmerzgeschehen ist so stark, dass der Tierarzt der Besitzerin nach der letzten Untersuchung nahelegt, Mango einschläfern zu lassen. Das Pony bewegt sich nur noch langsam im Schritt und wirkt apathisch. Es sieht traurig aus und reagiert nicht auf Ansprache.

Mango steht im Pi-Typ. Er wird an Bl 17 und Bl 20 akupunktiert und an den Punkten Ma 36 (unterstützt die Qi-Bildung, wirkt aufbauend), MP 6 (stärkt die Mitte) und Di 4 (besonders wirksamer Schmerzpunkt) akupressiert.

Nach 14 Tagen erzählt die Besitzerin, dass Mango zwei Tage nach der Behandlung im Galopp zur Wiese gelaufen sei. Dadurch ist das Bein aber wohl wieder so schmerzhaft geworden, dass er sich danach wieder nur im Schritt bewegt.

Bei der nächsten Behandlung wird eine Moxibustion an Bl 23 (Shu-Punkt der chinesischen Niere) angewendet, um dem Körper Energie zuzuführen. Die Akupressur bleibt die gleiche. Beim dritten Behandlungstermin stellt sich ein lebhafterer Mango vor.

Er wendet aufmerksam den Kopf, wenn man ihn anspricht und steht nicht mehr apathisch da. Die Lahmheit besteht immer noch. Es wird erneut eine Moxibustion durchgeführt.

Der vierte Untersuchungstermin zeigt uns einen vitalen, gutaussehenden, bewegungfreudigen Mango. Die Lahmheit ist geringgradig, aber Mango trabt nun freiwillig an der Longe und galop-

# Akupunktur am erwachsenen Pferd

piert zur Weide. Dabei beißt er regelmäßig die Norwegerstute, die ihn früher immer geärgert hat.
In den folgenden Wochen kann er wieder als Kinderpferd beim Therapeutischen Reiten eingesetzt werden, eine Aufgabe, die er zuverlässig und mit sichtbarer Freude verrichtet. Die Reitlehrerin muss ihn sogar öfters ablongieren, damit er seinen Bewegungsdrang abbuckeln kann. Aus dem traurigen Mango ist ein fröhliches Pony geworden.
Wie sehr ein Schmerzgeschehen das Allgemeinbefinden stören kann, ist bekannt. Dies trifft auch auf unsere Pferde zu. Bei Mango hatte ein örtliches Schmerzgeschehen das ganze Pferd mutlos und apathisch werden lassen.
Die Akupunktur-Therapie bestand weniger im Ausleiten des Schmerzes, sondern vielmehr in der Stärkung des Patienten. Ich erlebe immer wieder, wie wichtig die Stärkung der Wurzel ist, da sonst die Akupunktur nur kurzfristig wirkt.

### Knochen-Bi
*Entsteht durch ein lang andauerndes, chronisches Schmerzgeschehen. An den Gelenken und Knochen entstehen Arthrosen und Zubildungen. Es kann zu Muskelschwund in der betroffenen Region kommen.*

Aus allen vier Bi-Typen kann sich bei chronischem Verlauf ein Knochen-Bi entwickeln. Nach der traditionellen Vorstellung kommt es bei einem langwährenden chronischen Schmergeschehen zur Ansammlung von Körperflüssigkeiten in den betroffenen Körperpartien. Die Körperflüssigkeiten werden in Schleim umgewandelt, der die Meridiane zusätzlich verstopft und die Gelenke ummantelt. In der Folge kann Qi in den erkrankten Meridianen nicht mehr fließen und dadurch das Blut nicht mehr flüssig halten, es verklumpt. Durch diese weitere Stagnation entsteht eine Verstärkung des chronischen Schmerzgeschehens und aus TCM-Sicht eine Blutstase.
Knochen und Gelenke reagieren mit Zubildungen und Deformationen. Es entstehen Arthrosen und Muskelschwund. Mit der Umwandlung von Körperflüssigkeiten in Schleim und dem Entstehen von Arthrosen wandelt sich das Bi-Syndrom von einer äußeren Erkrankung in eine innere um.

### Praxis-Beispiel: Arthrose im Halswirbelbereich
Fango, ein 10-jähriger Fuchswallach, ist erfolgreich in Dressurprüfungen bis Klasse M. Die Besitzerin hat Fango vierjährig gekauft, und schon damals war ihr eine gewisse Steifigkeit im unteren Halsbereich aufgefallen. Aus diesem Grund wird der Wallach am Hals geröntgt. Die Röntgenbilder zeigten aber keine Auffälligkeiten.

Die Lektionen bis zur Klasse M hat Fango leicht gelernt, nur Traversalen fallen ihm schwer. Die Reiterin möchte über den Winter Pirouetten und Tempiwechsel üben. Dabei versucht sie, Fango mehr in der Hinterhand zu setzen. Nach 14 Tagen bleibt der Wallach während des Trainings plötzlich stehen und weigert sich mehrere Minuten lang vorwärts zu gehen. Zuerst hat die Reiterin versucht, das Pferd mit Strenge unter Kontrolle zu bekommen, aber Fango wird von Tag zu Tag triebiger und lässt sich immer schlechter durchs Genick reiten. Hinzu kommt Appetitlosigkeit, die für Fango, der im Pi-Typ steht, sehr ungewöhnlich ist. In diesem Zustand wurde mir der Wallach vorgestellt.

Die Besitzerin nimmt eine Blockade im Kreuzdarmbeingelenk an. Deshalb soll eine osteotherapeutische Behandlung durchgeführt werden. Die Untersuchung ergibt ein gesundes Kreuzdarmbeingelenk, aber eine starke Schmerzhaftigkeit und eine Bewegungseinschränkung am Hals im Bereich des fünften bis siebten Halswirbels.

Auf meinen Ratschlag hin wird Fango in einer Tierklinik vorgestellt und eine neue Röntgenaufnahme der Halswirbelsäule vorgenommen. Im Gegensatz zur früheren Aufnahme sieht man eine massive Arthrose zwischen dem fünften und sechsten Halswirbel. Bei einer Entzündung oder Arthrose der Halswirbelsäule darf keine osteotherapeutische oder chiropraktische Behandlung angewendet werden, da die Manipulation schwere Schmerzzustände und Bewegungsstörungen hervorrufen kann. Die Klinik überweist Fango ohne weitere Behandlung an meine Praxis zurück.

Die Veränderungen der Halswirbel waren sicherlich nicht plötzlich entstanden, sondern stellten einen chronischen Prozess dar. Durch seine Rittigkeit hat der Wallach bisher alle Lektionen gelernt. Seine Reiterin erzählt, dass der Wallach immer besser aussehe als er sich anfühlen würde. Deshalb hat sie den steifen Hals kompromissbereit ignoriert und erst mit dem Ziel S-Dressur versucht, Fango richtig durchzureiten.

Die TCM-Diagnose lautet: Knochen-Bi. Das Schmerz- und Stressgeschehen durch die übermäßige reiterliche Anforderung lässt das Bi-Syndrom nach innen wandern. Der fressgierige Fango zeigt mit der eingeschränkten Nahrungsaufnahme einen Milz-Qi-Mangel. Fango wird viermal im Abstand von einer Woche akupunktiert. Die Therapie leitet die pathogenen Faktoren aus und stärkt durch einmalige Moxibustion von Bl 20 die Milz.

Nach dieser intensiven Akupunkturbehandlung kann die Reiterin Fango wieder ohne Probleme reiten. Nach jeder Reitstunde akupressiert sie eine Minute lang MP 6.

Im folgenden Jahr startete sie erfolgreich in S-Dressurprüfungen. Sie hat die Rittigkeit von Fango ausgenutzt

und vorsichtig und ohne Zwang die neuen Lektionen beigebracht.
Trotzdem wird der Wallach etwa alle drei Monate akupunktiert. Die sportliche Belastung lässt immer wieder mal eine leichte Schmerzhaftigkeit entstehen, die aber behoben werden kann. Eine Appetitlosigkeit hat Fango nie mehr gezeigt.

## Muskelverspannungen und Schmerzen im Genick

Viele Pferde zeigen Rittigkeitsprobleme, wenn sie durchs Genick gehen sollen. Die Symptome variieren vom so genannten Herausheben und Kopfhochhalten bis zum Steigen und Durchgehen. Bei Genickschmerzen ist es besonders wichtig, den Zustand von Zähnen und Gebiss des Pferdes abzuklären. Haken auf den Zähnen sowie Zahnfehlstellungen und Entzündungen führen zu Maul- und Genickproblemen beim Reiten.

Auch eine nicht passende oder nicht korrekt verschnallte Trense kann zu Genickproblemen führen. Hat sich ein Pferd beim Anbinden in sein Halfter

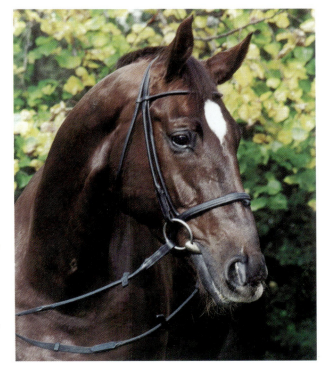

■ Am Kopf des Pferdes befinden sich zahlreiche Akupunkturpunkte, die durch eine korrekt verschnallte Trense nicht beeinträchtigt werden. Eine falsch verschnallte Trense führt jedoch zur Qi-Stagnation mit Genickschmerzen, Zungenproblemen und Widersetzlichkeiten.

gehängt oder ist mit dem Genick zum Beispiel an einen Balken gestoßen, sollte es mindestens 14 Tage ein mit Fell gepolstertes Nackenstück tragen, damit die Prellung ohne Rückstände heilt. Leichtere Genickprobleme treten oft einseitig auf. Die Pferde weichen dem Schmerz im Genick aus, indem sie sich beim Reiten verwerfen oder mit dem Kopf schlagen.

Für die Akupunkturbehandlung ist es wichtig zu unterscheiden, ob das Genickproblem eine rein lokale Verspannung ist oder die Folgeerscheinung einer Rückenverspannung darstellt.

Eine leichte lokale Genickstörung entsteht durch einen Stau in einem oder mehreren Meridianen, die über das Genick verlaufen. Es wird mit Nah- und Fernpunkten behandelt. Bei einer Folgestörung muss zusätzlich der Auslöser behandelt werden.

Einige Akupunkturpunkte die in Frage kommen:

- Gb 20 (Fengchi) leitet Wind aus und beseitigt lokale Schmerzen. Er wirkt unter anderem bei einseitigem Schmerz und bei akuten Rückenschmerzen.
- Bl 10 (Tian Zhu) löst Blockaden im Blasen-Meridian. Er leitet Wind aus, das bedeutet er wirkt schmerzstillend.
- Di 4 (Hegu) wirkt als Fernpunkt auf alle Schmerzzustände im Körper.
- Dü 3 (Houxi) wirkt ebenfalls als Fernpunkt auf das Genick und die kleinen Wirbelgelenke ein.

## *Rückenschmerzen – Muskelverspannung*

Rückenschmerzen sind lediglich ein Symptom, für einen effektiven und langfristigen Behandlungserfolg muss den Ursachen für diese Verspannungen auf den Grund gegangen werden. Eine häufige Ursache sind beispielsweise unpassende oder schlecht aufliegende Sättel.

Jede Lahmheit verhindert einen normalen Bewegungsablauf des Pferdes und es treten als Folge Rückenmuskulatur-Verspannungen auf. Ein korrekter Hufbeschlag ist daher einmal mehr von großer Wichtigkeit.

Auch innere Erkrankungen können zu Problemen im Rückenbereich führen. Eine chronische Bronchitis lässt das Pferd nicht richtig durchatmen und führt über das Zwerchfell ebenfalls zu einem Festhalten im Rücken.

Es zeigt sich somit, dass ganz unterschiedliche Ursachen zu ein und demselben Symptom führen können und eine reine Symptombehandlung nicht ausreicht.

## Praxis-Beispiel: Probleme beim Anreiten

Ein vierjähriger Wallach wird angeritten. Das Auftrensen lernt der Wallach schnell und lässt sich innerhalb kürzester Zeit ohne Schwierigkeiten longieren.

Beim ersten Versuch, einen Sattel aufzulegen und den Gurt anzulegen gerät der Wallach in Panik. Nach mehreren

Versuchen lässt der Wallach sich nicht mehr am Rücken putzen. **MP 21** und **Bl 23** werden genadelt und der Reiter akupressiert 14 Tage lang **MP 21** mit der linken Faust und putzt das Pferd gleichzeitig mit der rechten Hand. Ab dem 15. Tag beginnt er, dem Wallach den Longiergurt aufzulegen, akupressiert aber immer dabei **MP 21**. Nach weiteren sieben Tagen lässt sich der Wallach den Sattel ohne Probleme anlegen und kann longiert werden.

**Praxis-Beispiel: Schwierigkeiten beim Galopp**

Montevideo, ein 10-jähriger Wallach, hat Probleme beim Linksangaloppieren. Sobald die Hilfe zum Galopp gegeben wird, verliert Montevideo seine Gehfreudigkeit und lässt sich schwer durchs Genick stellen. Die Einnahme von Schmerzmitteln zeigt keinen Erfolg. Eine osteotherapeutische Behandlung führt zu einer Verbesserung der Situation, die Reiterin muss aber immer noch sehr geschickt reiten, um links angaloppieren zu können. Es liegt ein Leber-Qi-Stau und eine Stagnation im Gallenblasen-Meridian vor.

Montevideo wird zweimal an den Punkten **Dü 3**, **Bl 60** (chronischer Rückenschmerz), **Bl 10** (entstaut den Blasen-Meridian), **Ga 20** (leitet Wind aus dem Gallenblasen-Meridian) und **Le 3** (entspannt die Muskulatur, löst den Leber-Qi-Stau und beruhigt) akupunktiert.

Dem Wallach fällt das Angaloppieren danach wesentlich leichter.

Über einen Zeitraum von sechs Monaten wird Montevideo regelmäßig alle drei Wochen akupunktiert. Seither gibt es keine Probleme mehr.

## *Nachsorge nach Verletzungen und Operationen*

Ein Chirurg ist zufrieden, wenn er korrekt operiert hat, die Wunde ohne Komplikationen verheilt und die Beweglichkeit des Patienten wieder hergestellt ist. Die Arbeit des Chirurgen kann der Akupunkteur nicht ersetzen. Aber es besteht nach einer gelungenen Operation möglicherweise eine Stagnation in den Meridianen, die über die Wunde laufen. Die Wahrscheinlichkeit einer Störung in der Wandlungsphase Leber ist groß und bei lang andauerndem Klinikaufenthalt muss die Mitte der Pferde immer unterstützt werden. Die Nachsorge ist für das Pferd genauso wichtig wie die Vorsorge. Das betrifft nicht nur Verletzungen oder Lahmheiten, sondern auch innere Erkrankungen.

Einige Punkte, die zur Nachsorge angewendet werden können:

**Le 3** unterdrückt das Leber-Yang, fördert aber den Leber-Qi-Fluss. Seine Wirkung ist ausgleichend.

**Di 4** hat eine schmerzstillende und beruhigende Wirkung, **MP 6** wird bei Gliedmaßenoperationen akupunktiert.

**San Yin Jiao** stärkt die Mitte und festigt die Muskulatur.

**Di 16** hat Einfluss auf die Gelenke.

Dü 3 beeinflusst Schmerzen und Verspannungen in der Muskulatur und Sehnen.

## Behandlung innerer Erkrankungen

In den vergangenen Jahren hat sich mehr und mehr das Bewusstsein durchgesetzt, dass die TCM nicht nur in der Schmerztherapie effektiv eingesetzt werden kann, sondern auch bei inneren Krankheiten sehr gute Heilungserfolge erzielt. In vielen Fällen kann ausschließlich mit Akupunktur behandelt werden, oftmals ergibt aber eine Kombination aus Schulmedizin und Akupunktur die besten Heilungserfolge. Die Behandlungsabstände variieren sehr stark und sind vom Krankheitsverlauf abhängig.

### *Atemwegserkrankungen*

Jeder Reiter und Pferdebesitzer kennt das Problem der Atemwegserkrankungen. In fast jedem Stall gibt es ein Pferd, meist sogar mehrere Pferde, die kontinuierlich husten oder Atemprobleme haben.

Die Akupunktur kann sowohl bei akuten als auch chronischen Formen von Atemwegserkrankungen angewendet werden.

*Akute Virusinfektion – Wind-Kälte schädigt die Lunge*

Eine beginnende Virusinfektion zeigt sich im eingeschränkten Allgemeinbefinden der Pferde.

War das Pferd gestern noch kernig und hat gut mitgearbeitet, steht es am anderen Tag matt und lustlos in der Box, frisst nicht oder nur langsam. Das Fell wirkt stumpf und steht leicht von der Haut ab. Der Bewegungsablauf ist träge.

Während dieser Phase einer beginnenden Infektion tritt meistens noch kein Husten auf. Übersieht der Reiter diesen Anfang einer Atemwegsinfektion und fordert sein Pferd zu stark, statt ihm Ruhe zu gönnen, breitet sich die Erkrankung aus.

Aus Sicht der TCM ist dieses Erkrankungsstadium eine Attacke von Wind und Kälte auf das Organ Lunge. Ist das Abwehr-Qi des Pferdes stark, kann es sich in wenigen Tagen erholen. Deshalb wird zu Beginn einer Infektion der pathogene Faktor ausgeleitet und das Immunsystem des Pferdes gestärkt.

Kann das Immunsystem die Infektion nicht abfangen, wandelt sich die Kälte in innere Hitze und es entsteht Fieber.

**Praxis-Beispiel:**
**Beginnende Atemwegsinfektion**
Lucius, ein 5-jähriger Rappwallach, wird zur Behandlung vorgestellt. Der Wallach wurde schon einige Male zur allgemeinen Kontrolle untersucht, aber bisher brauchte er keine Akupunktur.

Der Besitzer akupressiert Lucius an **Le 3**, wenn er glaubt, viel gearbeitet zu haben, damit kein Muskelkater entsteht.

## Behandlung innerer Erkrankungen

Seit drei Tagen erscheint ihm der Wallach etwas müde und lustlos bei der Arbeit. Da im Stall eine fiebrige Infektion grassiert, möchte der Pferdebesitzer eine Untersuchung seines Pferdes.

Da ich Lucius, der im Gan-Typ steht, kenne, fällt als erstes auf, wie ruhig und gelassen er die Untersuchung über sich ergehen lässt. Sein Puls ist normalerweise oberflächlich und gespannt und seine Schleimhäute sind rot. Diesmal hat er weißliche Schleimhäute und einen oberflächlichen, gespannten Puls mit langsamer Frequenz.

Ansonsten kann keine Veränderung festgestellt werden.

Hier wird deutlich, wie vorteilhaft es für den Akupunkteur ist, wenn er den Patienten im Normalzustand kennt. Lucius befindet sich am Anfang einer Infektion, aber die Symptome sind minimal. Der langsame Puls und die weißlichen Schleimhäute sowie die Müdigkeit bei der Arbeit sind die einzigen Anzeichen der eindringenden Infektion.

Durch eine einmalige Akupunktur in den Akupunkturpunkten **Lu 7** (Lieque), hilft der Lunge im Verteilen des Lungen-Qi und bewegt das Abwehr-Qi. Damit stärkt es das Immunsystem des Pferdes. **Gb 20** (Fengchi) leitet Wind aus. Hilft gegen Virusinfektionen sowie **Ni 3** (Taixi) stärkt das Abwehrsystem der Pferde, erholt sich Lucius und tobt zwei Tage später wieder über die Weide. Die Kontrolluntersuchung nach zehn Tagen macht keine weitere Behandlung nötig.

Dieses Beispiel soll Reiter und Pferdebesitzer bestärken, sich bei gesundheitlichen Veränderungen ihres Pferdes auf ihr Gefühl und ihre Beobachtungen zu verlassen.

### Praxis-Beispiel: Kehlkopfentzündung mit Atembeschwerden

Ein 8-jähriger brauner Wallach bekommt immer wieder Kehlkopfentzündungen, die mit Atemnot einhergehen, sobald er durchs Genick geritten wird. In der ersten Akupunkturbehandlung werden über 3E 5 und Lu 11 die pathogenen Faktoren ausgeleitet und durch Nadelung von Le 3 und MP 6 das Leber-Qi bewegt und Blutstasen beseitigt. Der Wallach kann ein Jahr ohne Probleme geritten werden, bis eine akute Atemwegserkrankung auftritt. Danach zeigt er dieselben Symptome wieder. Die Akupunkturbehandlung ergibt, die Punkte Lu 7 und Bl 23 zur Stärkung der Niere zu akupunktieren. Bisher sind keine Rückfälle aufgetreten. Es ist aber anzunehmen, dass bei einer erneuten Atemwegsinfektion mit einem Rückfall zu rechnen ist. Aus diesem Grund wird der Wallach alle vier Monate zur Untersuchung vorgestellt.

### *Bronchitis – Schwäche des Lungen-Qi*

Nasennebenhöhlenentzündungen, Kehlkopfentzündungen, Lungenentzündungen und Asthma sowie Allergien entstehen infolge einer Schwäche

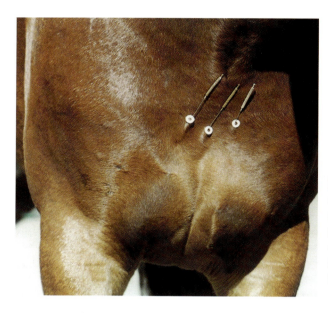

■ KG 22 (mitte) und Ni 27 (re. und li.) sind Lungenpunkte. Sie stärken das Lungen-Qi und fördern das Abhusten von Schleim.

des Lungen-Qi. Ein schwaches Lungen-Qi bildet die Grundlage vieler Erkrankungen der oberen und unteren Atemwege.

Durch die verminderte Widerstandskraft des Abwehr-Qi wird die Infektion nicht begrenzt. Es erfolgt eine Ausbreitung der Infektion in tiefere Regionen, Bronchien und Lunge werden angegriffen. Die Pferde husten, sind kurzatmig und nicht mehr voll belastungsfähig. Begleitend kann Ausfluss mit gelbem Sekret auftreten.

Die Schwäche des Lungen-Qi entsteht zum Beispiel durch schlechte Haltungsbedingungen, chronische Erkrankungen anderer Organe, hohes Alter, übermäßige reiterliche Anforderung und übergangene Infekte.

Der Akupunkteur fördert das Lungen-Qi und kann positiven Einfluss auf die anderen Organsysteme nehmen.

Steht eine bakterielle Infektion im Vordergrund, muss der Tierarzt das Pferd mit Antibiotika behandeln.

**Praxis-Beispiel: Leistungsschwäche eines Grand-Prix-Pferdes**

Cosar, ein 10-jähriges Dressurpferd, ist bis Grand Prix ausgebildet.

Das Pferd hustet schon immer und in der letzten Zeit lässt die Leistung merklich nach, und der Reiter muss das Pferd regelrecht durch die Prüfung tragen.

Die Untersuchung in einer Klinik ergibt sehr schlechte Blutgaswerte in der Lunge. Es liegt aber keine Ver-

schleimung der Bronchien vor. Der Wallach muss inhalieren und bekommt Medikamente. Das Befinden bessert sich, wird aber mit Absetzen der Therapie wieder schlecht.
Cosar zeigt ein gutes Allgemeinbefinden. Aufgrund der Verbesserung unter Medikamentengabe kann von einer guten Reaktionslage des Pferdes ausgegangen werden. Ohne Unterstützung war Cosars Lungen-Qi aber nicht stark genug. Außer der Stärkung der Lungen wurde die Niere und die Milz durch Akupunktur unterstützt. Einige der Punkte:
**Kg 17 (Shan Zhong)** Meisterpunkt der Lunge.
**Kg 22 (Tian Tu)** befreit den Rachen, normalisiert die Funktion der Lunge und reguliert die Feuchtigkeit in der Lunge.
**MP 6 (San Yin Jiao)** stärkt die Mitte und hilft Schwächezustände zu überwinden.
**Ma 36 (Zu San Li)** stärkt Qi und Blut und unterstützt die Milzfunktion.

Die Behandlung findet alle 14 Tage statt und dauert über ein halbes Jahr. Nach vier Monaten haben sich die Blutgaswerte normalisiert. Aber die Lungenpunkte sind immer noch druckempfindlich. Cosar wird deshalb weiter akupunktiert.
Erst nachdem er keine energetische Schwäche auf der Grundlage der TCM mehr zeigt, wird die Behandlung beendet. Cosar ist ohne Behandlung ein Jahr lang leistungsstark. Dann erkrankt er an einer akute Infektion der Atemwege. Der Besitzer nimmt die Erkrankung ernst und stellte sein Pferd in der Tierklinik vor. Cosar erhält eine kombinierte Therapie aus Schulmedizin und Akupunktur. Vier Wochen später ist er wieder leistungsbereit. Ein Pferd mit einer lange bestehenden Lungen-Qi-Schwäche bleibt immer gefährdet und muss bei einer akuten Infektion sofort behandelt werden.

## Chronische Bronchitis – Schleim blockiert die Lunge

Viele Pferde neigen während einer Bronchitis zur vermehrter Schleimproduktion, die sich in schleimigem Auswurf äußert. Der Schleim kann weißlich, aber auch gelb oder grünlich sein.
Wird die Bronchitis nicht auskuriert, entsteht eine chronische Lungenerkrankung. Die Pferde lassen in ihrer Leistungsfähigkeit nach. Dabei können Rittigkeitsprobleme auftreten, da das Pferd nicht mehr tief durchatmet und sich deshalb im Rücken festhält. Manche Pferde husten, andere haben keinen Hustenreiz zeigen aber eine erschwerte Atmung. Meistens sind diese Pferde nach einer Behandlung mit schleimlösenden Mitteln eine Zeitlang symptomfrei. Zu bestimmten Jahreszeiten oder nach Belastung fangen sie aber wieder an zu husten.
In der TCM nennt man diesen Zustand Schleim blockiert die Lunge. Als Ursa-

che werden eine Schwächung des Milz-Qi und des Nieren-Qi angesehen. Die Niere kann das Lungen-Qi nicht mehr empfangen. Die Milz verteilt die Körperflüssigkeiten ungenügend.

Die Akupunktur kann bei der chronische Bronchitis hervorragend helfen. Sie therapiert schleimlösend, unterstützt aber auch die Lungenfunktion. Da aus Sicht der TCM nicht allein die Lunge betroffen ist, werden Niere und Milz zusätzlich behandelt.

Es ist immer von Vorteil, wenn zu Beginn der Erkrankung eine Bronchoskopie durchgeführt wird, damit der Verschleimungsgrad und die Lungenveränderung festgestellt wird. Nach der Behandlung sollte durch eine abschließende Bronchoskopie der Behandlungserfolg überprüft werden.

Wichtig ist die regelmäßige Kontrolle chronisch erkrankter Pferde. Hustet ein Pferd immer im Winter, sollte eine Kontrolluntersuchung im Oktober stattfinden.

**Praxis-Beispiel:**
**Chronische Bronchitis**
Pandur, ein 12-jähriger Haflingerwallach, wird jeden Winter krank. Er hustet ab Dezember krampfartig beim Reiten, es tritt aber kein Nasenausfluss auf. Das Pferd bekommt schleimlösende Medikamente, ist bereits durch eine Eigenbluttherapie behandelt worden und ihm werden homöopathische Tropfen verabreicht. (Kalium Jodatum D 12)

Die Besitzerin beschreibt Pandur als sehr faul im Winter. Außerdem friert er schnell und muss im Winter deutlich mehr Wasser lassen. Ab März wird der Husten wieder besser und verschwindet über den Sommer, beginnt im Winter aber wieder aufs Neue.

Pandur steht im Pi-Typ. Er interessiert sich hauptsächlich für sein Futter und ist übergewichtig. Beim Reiten ist er liebenswert, aber nicht besonders eifrig. Seine Hinterbeine laufen über Nacht an, werden beim Reiten aber wieder dünn. Sein Puls ist tief und schwach.

Obwohl die Besitzerin meint, eine Bronchioskopie sei nicht nötig, weil Pandur keinen Schleim abhuste und deshalb schleimfrei sei, lässt sie sich überreden zur Klinik zu fahren.

Ihre Bestürzung ist groß, als sie durch das Bronchioskop erfährt, dass Pandurs Bronchien voller klebrigem, zähem Schleim sind.

Da keine bakterielle Infektion vorliegt, wird allein eine Akupunkturbehandlung durchgeführt.

Pandurs Krankengeschichte steht hier für viele Pferde, die über einen langen Zeitraum chronische Atemwegserkrankungen haben. Die Akupunktur kann in diesen Fällen sehr gute Dienste leisten und den Teufelskreislauf immer wieder auftretender Erkrankungen durchbrechen.

Pandurs Erkrankung wird nach der TCM-Diagnose als Schleim blockiert die Lunge bezeichnet. Zusätzlich be-

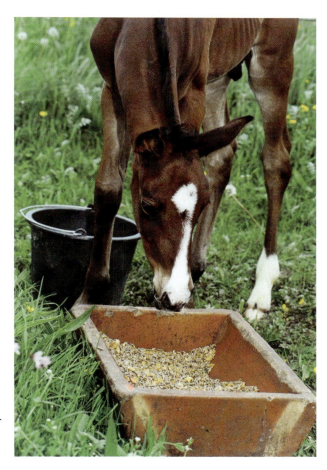

■ *Appetitlosigkeit entsteht bei einer Milz-Qi-Schwäche. Die Akupunktur stärkt die Milz über die Punkte MP 6 und Ma 36.*

steht aber eine Schwäche des Nieren-Yang, die durch das Frieren und das vermehrte Wasserlassen deutlich wird. Die Therapie muss einerseits den Schleim lösen, anderseits das Nieren-Yang stärken. Der Schleim wird mit Ma 40 und KG 22 behandelt. Die Kältesymptome werden durch Moxibustion auf Blase 23 therapiert.

Pandur kam zweimal im Abstand von zehn Tagen zur Akupunkturbehandlung. In diesem Zeitraum beginnt er, nach dem Reiten Schleim abzuhusten. Es folgten noch drei Behandlungen im Abstand von 20 Tagen.

Die Besitzerin akupressiert einmal täglich zur Nierenstärkung Ni 3 und für die Lunge Lu 7.

Ende Januar wird Pandur bronchoskopiert. Seine Bronchien sind schleimfrei. Im nächsten Jahr erhält Pandur im November eine Moxibustionbehandlung, um sein Immunsystem zu mobilisieren. Er übersteht den Winter ohne Erkrankung.

## Erkrankungen des Verdauungsapparates

*Kolik*

Jede Art von Schmerzen im Bauch sollte zuerst durch eine rektale Untersuchung vom Tierarzt untersucht und abgeklärt werden.

Liegt zum Beispiel eine Kolik mit Darmverschluss vor, muss ein operativer Eingriff vorgenommen werden. Treten aber Koliken in kürzeren Abständen auf oder kommt es immer wieder zu Verstopfungen kann in Kombination mit der westlichen Medizin und der Akupunktur ein Therapieplan erstellt werden. Die Akupunktur beeinflusst die Verdauungstätigkeit des Darms und dessen Bewegungen.

### Praxis-Beispiel: Stute mit wiederholt auftretenden Koliken

Cara, eine imposante 9-jährige Fuchsstute, zeigt alle 10 bis 14 Tage Koliksymptome. Sie legt sich im Stall hin und flehmt. Sie nimmt kein Futter an und wird völlig matt. Einige Male hat eine krampflösende Spritze geholfen, aber meistens wird eine Fahrt in die Klinik notwendig.

Die Stute zeigt bei der Vorstellung eine Druckschmerzhaftigkeit im Pi-Shu und fühlt sich am ganzen Körper sehr kühl an. Die Gliedmaßen sind extrem kalt.

Cara leidet an einer Milz-Yang-Schwäche. Die Akupunktur stärkt die Milz und eliminiert die Kälte. Cara wird im Abstand von sieben Tagen drei mal vorgestellt und bleibt danach vier Wochen kolikfrei. Die Besitzerin ist überglücklich, besonders, weil die Stute ihre Lebenslust und ihre Vitalität wiedergefunden hat.

Vier Wochen später tritt wieder eine Kolik auf. Cara wird behandelt und mir kurz darauf vorgestellt. Es zeigt sich das gleiche Bild wie zuvor. In Absprache mit der Besitzerin wird Cara zweimal akupunktiert und erhält zusätzlich einmal täglich ein homöopathisches Medikament. Cara hatte seither über ein Jahr keine Kolik mehr.

### Appetitlosigkeit – Milz-Qi-Schwäche

Appetitlosigkeit kann durch Infektionen, schlechte Haltungsbedingungen, chronische Erkrankungen, Stress, durch reiterliche Überforderung oder Rangkämpfe innerhalb der Herde, durch Zahnprobleme und schlechte Futterqualität hervorgerufen werden. Appetitlosigkeit betrachtet die TCM als Schwäche der Milz. Diese ist zuständig für die Bildung von Qi und Blut. Kann die Milz dieser Aufgabe nicht nachkommen, entstehen weitere Schwächesyndrome an anderen Organen. Es entsteht Blutarmut, Muskelschwäche, Allergiebereitschaft, Durchfall, Darmentzündung, Magengeschwüre und Kolikanfälligkeit.

Die Akupunktur kann hier sehr früh vorbeugend eingesetzt werden und sollte bei dem Auftreten von Appetitlosigkeit immer angewendet werden, bevor weitere Erkrankungen entstehen.

Ein Auswahl der Akupunkturpunkte:
**Ma 36 (Zu San Li)** stärkt Qi und Blut und unterstützt die Milzfunktion.
**MP 6 (San Yin Jiao)** stärkt den Magen und die Milz.
**Bl 20 (Pi Shu)** Zustimmungspunkt der Milz.
**Le 13 (Zang Men)** Meisterpunkt der Zangorgane.

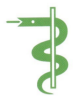

# DIE AKUPRESSUR

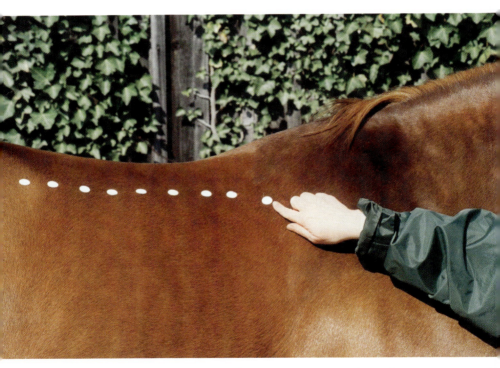

■ Bei der Akupressur werden die Akupunkturpunkte nicht über Nadeln, sondern durch Fingerdruck stimuliert.

In vielen alten Kulturen werden Heilmethoden in Verbindung mit Handauflegen beschrieben. Die Menschen hatten durch Zufall bemerkt, dass durch Berührung schmerzender Bereiche eine Linderung und Entspannung des Leidenden auftrat. In China war dieses Wissen vor 50 000 Jahren schon so weit entwickelt, dass bestimmte Stellen am Körper mit spitzen Knochen oder Steinen behandelt wurden. Während die Akupunktur ausschließlich von besonderen Heilkundigen ausgeführt wurde, blieb die Massage von Akupunkturpunkten zur Behandlung von alltäglichen Beschwerden als Volksmedizin erhalten. Die theoretischen Grundlagen, und die angewendeten Punkte sind in der Akupunktur und Akupressur identisch.

Die chinesische Massage wird als Anmo bezeichnet. Das bedeutet übersetzt drücken und reiben. Die Bezeichnung Tuina ist ein Sammelbegriff, der alle Techniken der Beweglichmachung von Gelenken und Muskeln, inklusive der Meridian- und Akupunkturpunktmassage sowie der Chiropraktik einschließt. Der bei uns übliche Begriff Akupressur setzt sich aus den Begriffen Acus (Nadel) und Pressure (Druck) zusammen und ist wörtlichen mit Nadeldruck übersetzt, eigentlich nicht treffend. Die Bezeichnung hat sich aber eingebürgert und wird als Druck auf den Akupunkturpunkt verstanden.

In China erfolgt meistens zuerst die Akupunktur, anschließend die Tuinamassage. Aus deren Vielzahl von Techniken ist die Akupunkturpunktmassage am Schnellsten und Einfachsten anzuwenden.

Das gilt auch für medizinische Laien, so dass jeder Reiter die Behandlung seines Pferdes aktiv unterstützen kann.

*Die Akupressur kann keine Erkrankungen heilen. Sie unterstützt die Akupunkturtherapie optimal. Die Akupressur lindert Schmerzzustände und nimmt Einfluss auf Verhaltensweisen unserer Pferde.*
*Tritt bei der Akupressur kein Erfolg ein oder verschlimmern sich die Symptome, muss mit einem Tierarzt oder Akupunkteur Rücksprache gehalten werden.*

## *Ausübung der Akupressur*

Zuerst wird das Pferd angeschaut und nicht angefasst. Der Gesamteindruck ist wichtig. Sieht das Pferd ausgeglichen und gut bemuskelt aus oder erscheint es mager und unausgeglichen? Diesen ersten Eindruck behält man im Gedächtnis und betrachtet in der auf Seite 78 beschriebenen Reihenfolge sein Pferd.

Um die Akupunkturpunkte durch Akupressur zu stimulieren, nimmt man den Zeigefinger, den Daumen, die Fingerknöchel, die Innenfläche der Hand oder den Daumenballen. Ausschlaggebend ist die Reaktion des

Pferdes. Bei ängstlichen Pferden ist es angebracht, den Kontakt zum Pferd bzw. die Akupressur mit der ganzen Hand aufzunehmen. Kennt der Reiter die Lage des Punktes genau und ist sein Pferd ruhig, benutzt er den Zeigefinger.

## Es werden drei Akupressurtechniken unterschieden

### 1. Die Harmonisierungs-Technik

Die Harmonisierungs-Technik kann bei jedem Akupressurpunkt angewendet werden.

Nachdem das Pferd angesprochen worden ist, um keine Abwehrreaktion zu provozieren, legt man vorsichtig den Finger auf den Punkt. Langsam wird der Fingerdruck unter kreisenden Bewegungen erhöht. Die Richtung der Drehbewegung des Fingers verläuft dabei im Uhrzeigersinn. Die zweite Hand sollte das Pferd ebenfalls sanft berühren. Mit einem Seitenblick schaut man immer auf das Pferdegesicht. Auf keinen Fall darf die Akupressur einzelner Punkte Abwehrreaktionen hervorrufen.

Über die Stärke des Akupressurdrucks lässt sich keine pauschale Aussage machen, dieser ist abhängig von der Hautempfindlichkeit des einzelnen Pferdes und muss immer individuell abgestimmt werden. Die Entspannungsreaktion des Pferdes ist dabei ein wichtiges Indiz für die richtige Druckstärke.

Sobald die Maulwinkel entspannen, das Ohr auf der Seite der Akupressur leicht seitlich kippt und bei völliger Entspannung die Augen geschlossen werden, hat die Akupressur die optimale Druckstärke erreicht.

Soll keine Beruhigung oder Anregung, sondern nur ein Ausgleich oder eine Entspannung erreicht werden, hält man diese Akupressur eine Minute lang. Die Bewegung erfolgt im Allgemeinen im Uhrzeigersinn. Bei einer direkten Meridianbehandlung werden die Bewegungen im Meridianverlauf ausgeführt, das heißt innen am Bein von unten nach oben (Yin-Meridiane), außen am Bein von oben nach unten (Yang-Meridiane).

### 2. Die Yin-Technik

Die Yin-Technik wirkt beruhigend und entspannend. In der Ausübung ist sie kräftig, reibend, mit starker Druckausübung auf den Punkt und lang andauernd, mindestens zwei Minuten. Auch dabei ist auf das einzelne Pferd einzugehen.

Zum Beispiel bei der Akupressur von Le 3 (Taichong), der zur Entspannung und zur Beruhigung eines Gan-Typs akupressiert wird, sollte der Druck so stark sein, dass das Pferd nicht schmerzhaft sein Bein hebt, aber der Akupresseur mit Kraft auf den Punkt drückt und ihn im Uhrzeigersinn oder im Meridianverlauf massiert.

## 3. Die Yang-Technik

Die Yang-Technik wirkt belebend und aufbauend. In der Praxis wird sie mit weniger Druck ausgeführt und ist von kurzer Zeitdauer, etwa 30 Sekunden. Diese Technik macht aktiv und mobilisiert die Energien des Pferdes.
Die Akupressur von Ni 3 (Taixi) zur Unterstützung eines Shen-Typs, ist in der Druckausübung sanft-drückend und von kurzer Anwendung. Die Bewegung erfolgt im Uhrzeigersinn oder im Meridianverlauf.

Wenn es erstaunt, dass eine kurz angewendete Akupressur belebend und eine lang angewendete Akupressur entspannend ist, sollte man sich vorstellen, wie entspannt und leicht müde man sich nach einer langen, ausgiebigen Massage fühlt. Den gleichen Effekt hat die Akupressur. In vielen Fällen wollen wir bei unseren Pferden eine Entspannung erreichen, aber nach der Lektüre dieses Buches wird der Leser auch seinem Pi- oder Fei-Typ mit der Akupressur helfen, Energien zu halten oder sogar aufzubauen.

### Wirkung der Akupressur

Harmonisierungs-Technik: ausgleichend
Yin-Technik: entspannend, beruhigend
Yang-Technik: belebend, aktivierend

## *Zeitdauer der Akupressur*

Die Akupressurbehandlung variiert zwischen mindestens 30 Sekunden bis zwei Minuten und länger pro Punkt. Sie dauert bei einer 5-Punkte-Anwendung zwischen sieben bis 20 Minuten, abhängig ob die Punkte beidseitig oder nur einseitig akupressiert werden. In der Akupressur sollten die Punkte immer auf beiden Seiten akupressiert werden.

## *Einsatzbereiche, Häufigkeit und Zeitraum der Akupressur*

### Lokale Schmerzbereiche

Allgemein gilt, dass Muskelverspannungen und lokale Schmerzbereiche so oft wie möglich akupressiert werden, Genickschmerzen zum Beispiel viermal täglich.
Eine muskuläre Rückenverspannung sollte mindestens zweimal täglich, besser ebenfalls viermal täglich akupressiert werden.

### Verhaltensprobleme

Verhalten und die Psyche des Pferdes lassen sich durch Akupressur positiv beeinflussen. Grundsätzlich gilt, dass die Akupressur zu diesem Zweck einmal täglich angewendet werden soll.
Ein Shen-Typ, der zum Beispiel plötzlich Angstzustände zeigt, wird einmal täglich an Ni 3 (Taixi) akupressiert. Zusätzlich wendet der Reiter den Yin-

Yang Ausgleich an. Zur Akupressur von Ni 3 würde die Yang-Technik zum Einsatz kommen, für den Yin-Yang-Ausgleich die Harmonisierungs-Technik.

Erscheint dem Reiter sein Pferd in den letzten Tagen oder Wochen unausgeglichen und ärgerlich, kann die Akupressur von Le 3 (Taichong) einen psychischen Ausgleich schaffen.

Wenn neue Eindrücke auf Pferde zukommen, die zu einer Veränderung und Verunsicherung führen können, ein Stallwechsel beispielsweise, ein langer Transport oder großer Ausritt, ist die Akupressur anzuwenden.

Dazu beginnt man drei Tage vor dem Ereignis mit der Akupressur der Punkte des Yin-Yang-Ausgleichs und dem Punkt, der dem Pferde-Typ entspricht.

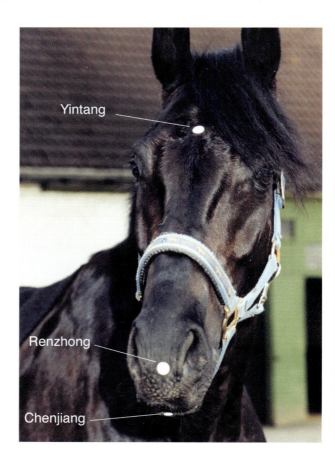

■ Über die Punkte Yintang, Renzhong und Chengyiang wird ein Yin-Yang-Ausgleich erreicht.

## Turniervorbereitung

Die Akupressur als Turniervorbereitung beginnt drei Tage vor Beginn der Sportveranstaltung. Es wird ein- bis zweimal täglich vor und direkt während des Turniers akupressiert. Häufig schauen Reiter sehr angespannt auf das kommende Turnierwochenende und bauen eine starke Nervosität auf, die sie unter Umständen energetisch über die Akupressurpunkte weitergeben. In diesem Fall ist es besser, die Akupressur von einer ausgeglichenen Person ausführen zu lassen.

Falls die Turniertage oder ein Distanzritt sehr anstrengend waren, wird nach dem Wochenende zwei Tage aufbauend akupressiert.

Je nach Ziel der Akupressur, kann sich die Behandlung auf dem Turnier von der Akupressur zuhause unterscheiden. Anhand eines Beispiels sei dies verdeutlicht:

Ein ängstliches Pferd wird zuhause durch Yin-Yan-Ausgleich und Ni 3 akupressiert – sein Selbstbewusstsein soll aufgebaut werden.

Auf dem Turnier verspannt sich das Pferd schnell, so dass hier die Beruhigung und die Lockerung der Muskulatur im Vordergrund steht.

Auf dem Turnier werden dazu folgende Punkte akupressiert:

Le 3 mindestens zwei Minuten zur Entspannung.
Yintang zur Beruhigung.
Bl 10 fördert die Konzentration und ist besonders bei Pferden anzuwenden, die sich leicht ablenken lassen.

Zuhause erfolgt weiterhin die Akupressur der dem Pferdetyp entsprechenden psychischen und lokalen Punkte.

- MP 6 zur Unterstützung des Milz-Typs
- Ni 3 zur Unterstützung des Shen-Typs
- Le 3 zur Harmonisierung des Leber-Typs
- Lu 7 zum Aufbau des Fei-Typs

## Gesundheitsvorsorge – Krankheitsnachsorge

Die Akupressur ist nicht nur zur Behandlung gesundheitlicher Störungen einzusetzen, sondern eignet sich zudem optimal zur Vorbeugung, zum Beispiel, wenn im Stall eine Atemwegserkrankung aufgetreten ist. In solch einem Fall wird ein- bis zweimal täglich die Akupressur der Punkte Lu 9 und Lu 7 zur Stärkung des Wei-Qi durchgeführt.

Zur Anregung der Abwehrkräfte nach einer überstandenen Erkrankung wird einmal täglich mindestens 14 Tage lang die Akupressur der Punkte Ma 36 und Lu 5 zur Blutbildung als Krankheitsnachsorge angewendet.

## Voraussetzung zur erfolgreichen Akupressur

### Der Reiter

Die Akupressur funktioniert nicht, wenn der Akupresseur aufgeregt, angespannt, ärgerlich oder müde ist.

Natürlich ist niemand immer nur ausgeglichen und friedfertig, wenn er abends nach der Arbeit in den Stall kommt. Unsere Pferde sind aber sehr sensibel und hören meist schon am Schritt oder an der Stimme, ob der Reiter gute oder schlechte Laune hat. Betritt der Reiter hektisch die Box, geht zu seinem Pferd ohne es anzusprechen oder freundlich zu begrüßen und akupressiert einen Punkt, wird er eher Unwillen gegen die Behandlung auslösen, als eine Entspannung erreichen.

Möchte man eine gute Akupressur ausführen, fühlt sich selbst aber nicht ausgeglichen, wird die folgende Übung an sich selbst durchgeführt, um das eigene Meridiansystem wieder in Harmonie zu bringen und in sein eigenes energetisches Gleichgewicht zu kommen.

### *Vorübung zur Akupressur*

Stellen Sie sich ruhig hin und konzentrieren Sie sich auf sich selbst. Die Muskeln werden gelockert. Dabei können Sie ruhig die Arme oder Beine leicht bewegen oder bei verspannter Nackenmuskulatur die Schultern heben und senken. Viele Menschen spannen den ganzen Tag die Gesichtsmuskulatur an. Auch diese wird gelockert, unabhängig ob der Gesichtsausdruck dabei an Ausdruck verliert, sonst wird der Energiefluss im Gesichtsbereich gestaut.

Fühlt sich die Muskulatur entspannt an, konzentriert sich der Akupresseur, schließt die Augen und atmet zwei- bis dreimal tief ein und aus. Die Hände werden dabei locker unterhalb des Nabels aufeinander gelegt. Diesen Bereich bezeichnen die Chinesen als **Dantien**. Der Dantien ist ein großer Energiebereich, in dem wir die Energie unserer Mitte sammeln. Während des Einatmens wird versucht die Energie in den Dantien zu leiten. Das Einatmen und Ausatmen sollte ruhig und gelassen durchgeführt werden. Erst wenn man eine innere Ruhe verspürt, wird die Übung fortgeführt. Das kann schon mal fünf Minuten und länger dauern. Auf keinen Fall sollte eine Störung in dieser Einführungsphase erfolgen.

### *Qi-Aktivierung*

Die Augen werden geöffnet und die Hände vom Dantien entfernt. Zuerst die Handflächen gegeneinander reiben, bis Wärme verspürt wird. Dann mit der rechten Hand zehnmal über den Handrücken der linken Hand streichen. Jetzt wieder die Hände reiben und nun mit der linken Hand die Wärme über den rechten Handrücken verteilen. Damit aktiviert man seine eigene Energie, sein Qi. Mit kalten Händen soll nicht akupressiert werden.

### *Meridian-Aktivierung*

Nachdem das eigene Qi erwärmt ist kann es frei und ungehindert durch die Meridiane fließen, die jetzt aktiviert werden. Die rechte, geschlossene Faust beginnt am inneren linken Handgelenk in Richtung Schulter mit kleinen, kurzen, intensiven Schlägen die Innenseite des Arms abzuklopfen. Dadurch werden die Yin-Meridiane Lunge, Herz und Pericard aktiviert.

In Höhe der Schulter wechselt die Faust auf die Außenseite des Armes und klopft diesen ebenfalls mit kurzen, kleinen Schlägen bis zum Handgelenk ab. Die Yang-Meridiane Dünndarm, Dickdarm und Dreifacher Erwärmer werden angeregt.

Damit sind die Meridiane am linken Arm stimuliert. Zur Aktivierung der rechten Leitbahnen, anschließend mit der linken Faust den rechten Arm in oben beschriebener Weise abklopfen.

### Abschließende Qi-Aktivierung

Jeder, der diese Übung durchführt hat, fühlt sich danach wohler und ausgeglichener. Zum Abschluss werden die Handflächen noch einmal gerieben, und dann wird in Ruhe mit der Akupressur begonnen.

## Die Umgebung während der Akupressur

Die Umgebung, in der die Akupressur ausgeübt wird, darf nicht zu unruhig sein. Natürlich kann man Freunden zeigen, wie die Akupressur angewendet wird. Die besten Ergebnisse entstehen aber, wenn die Konzentration allein auf das Pferd gerichtet ist.

## Beruhigende oder belebende Akupressur?

Akupressur wirkt nicht so intensiv wie die Akupunktur, und deshalb ist es besonders wichtig zu wissen, ob das Pferd beruhigt oder belebt werden muss. Einen Shen-(Nieren)-Typ, der sehr ängstlich ist, beruhigt man oftmals mit Worten. In der chinesischen Medizin aber wird er mit dem Punkt Ni 3 belebt, der das Nieren-Qi hebt. Dadurch wird das Selbstbewusstsein des Pferdes gefördert und es kann seine Angst überwinden.

Ein Gan-(Leber)-Typ neigt zu Muskelverspannungen und kann durch den Punkt Le 3 ausgeglichen werden.

### Voraussetzung für eine erfolgreiche Akupressur

- Vorbereitung des Reiters.
- Aktivierung des eigenen Qi.
- Abklopfen der eigenen Meridiane.
- Ruhige Umgebung mit wenig Ablenkung.
- Anschauen des Pferdes.
- Vorbereitung des Pferdes.
- Kenntnis über Lage und Anwendung der Akupressurpunkte.

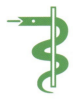

# CHINESISCHE KRÄUTER

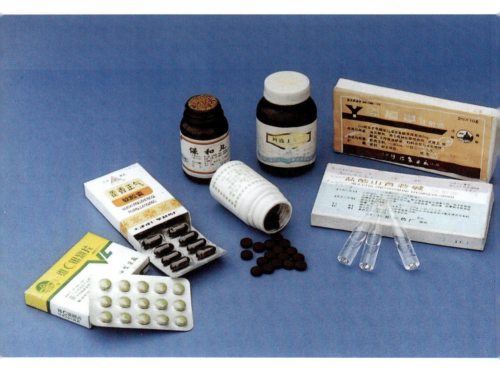

■ *Die chinesischen Kräuter werden in verschiedenen Darreichungsformen, als Tabletten, Pulver oder Ampullen angeboten.*

Dieses Kapitel ist eine allgemeine Einführung in die chinesische Kräutermedizin.

## *Die Entstehung der Pflanzenheilkunde*

Die Geschichte der Heilpflanzenkunde reicht zurück bis in die Anfänge der Menschengeschichte. Eine Wundversorgung durch Blätter, Harze oder Rinden war wahrscheinlich die erste angewandte Maßnahme bei Verletzungen. In allen uns bekannten alten Kulturen gab es Heilkundige, die vom Volke verehrt wurden. Ethnologische Untersuchungen weisen nach, dass schon Primitivvölker eine Auswahl von Pflanzen hatten, die schmerzstillende, abführende, brechreizerregende oder blutstillende Wirkung hatten.

In Indien wurden bereits 3000 v.Chr. Kräutergärten angelegt und noch heute sind die ältesten Quellen, die Schriften von Susruta (1000–200 v. Chr.) und Caraka (100–200 n.Chr.) in der Indischen Medizin von Bedeutung. In diesen Schriften werden 715 Stoffe beschrieben, davon 600 pflanzlicher Herkunft. Sie stellen die Grundlage der Arjuweda-Medizin dar.

Die Azteken hatten vor Eintreffen der Spanier im Jahre 1519 Heilkundiges Wissen und legten sehr viel Wert auf die Gesundheitsvorsorge.

In der afrikanischen Volksheilkunde wurden Heilpflanzen durch Medizinmänner angewendet. Die Anwendung der Heilpflanzen in dieser Zeit beruhte auf Erfahrungen und Beobachtungen. Das Wissen wurde meist an einzelne, auserwählte Personen weitergegeben.

## *Moderne Pflanzenheilkunde*

Im 20. Jahrhundert erlangte die Standardisierung der Arzneipflanzen in der wissenschaftlichen Heilkräuterkunde eine große Bedeutung. Dadurch wurde gewährleistet, dass zum Beispiel in Europa jede Arzneipflanzenzubereitung einen vorgeschriebenen Wirkstoffgehalt aufweist. Leclerc (1870–1955) führte den Begriff der **Phytotherapie**, das heißt der Pflanzenheilkunde ein.

Wissenschaftlich wurden die Inhaltsstoffe der Pflanzen untersucht und isoliert. Statt der ganzen Pflanze verabreichte der Arzt einen Einzelwirkstoff, wie zum Beispiel das aus dem Fingerhut gewonnenen *Digitalis*. Dieses Medikament wird zur Behandlung von Herzerkrankungen eingesetzt.

In den letzten Jahren gewinnen die Heilpflanzen in der Öffentlichkeit wie in der Wissenschaft immer mehr an Interesse. Die Analyse der einzelnen Pflanzenbestandteile wird immer präziser.

Inzwischen wird versucht, die Einzelwirkstoffe synthetisch herzustellen, leider wird dabei vergessen, dass die ganze Pflanze mit der Gesamtheit ihrer Wirkstoffe oft erfolgreicher heilend wirkt, auch wenn es dafür manchmal keine wissenschaftliche Erklärung gibt. Umwelt, Klima, Erntezeit, Trocknung und Lagerung führen zu einer individuellen Wirkung der Heilkräuter. Die Natur lässt sich nicht ohne weiteres standardisieren. Es gibt über 600 000 Pflanzen, wovon im Moment nur ca. 5% intensiver erforscht sind.

## Geschichte der chinesischen Kräutermedizin

In ihrem Buch »Traditionelle Chinesische Medizin für Hunde und Katzen« beschreibt Cheryl Schwartz eine alte chinesische Legende, in der die Pferde dem Menschen den Nutzen der Heilpflanzen zeigen.

Nach dieser Erzählung musste ein berühmter chinesischer General zur Zeit der Han-Dynastie mit seinen Truppen in einem unbewohnten Landstrich die Lager aufschlagen. Es gab keine Nahrung und die Soldaten hatten Hunger und Durst. Nach einiger Zeit fand sich im Urin vieler Söldner Blut. Ein Stallbursche beobachtete, dass seine Pferde kein Blut im Urin hatten. Diese Pferde fraßen vor allem Spitzwegerich. Nachdem der General diese Beobachtung gehört hatte, befahl er sofort Spitzwegerich zu sammeln und zu kochen. Alle Soldaten nahmen das Getränk zu sich und wurden gesund. Die Pferde wurden als Retter gepriesen.

Schon im Altertum gab es in China eine Orakel- und Dämonenmedizin, die auch Heilpflanzen gegen böse Geister einsetzte. Die früheste schriftliche Abhandlung über die medizinische Anwendung von Kräutern ist *Die Klassik der Inneren Medizin des gelben Kaisers*.

Im 1. und 2. Jh. n. Chr. erschien ein weiteres klassisches Werk: *Die klassische Medizinsammlung des landwirtschaftlichen Kaisers*. Darin werden 365 pflanzliche, tierische, und mineralische Substanzen beschrieben, die in Kombination zur Behandlung von 170 Erkrankungen eingesetzt werden.

Im 8. Jh. erschien das Werk *Huang-ti nei-ching* mit einer Zusammenfassung über das Drogenwissen vom Altertum bis zur jener Zeit.

Li Shi-chen (1518–1593) verfasste ein bedeutendes Arzneibuch der traditionellen chinesischen Medizin, eine Enzyklopädie, die 52 Bände umfasst. 1892 Einzelarzneien werden darin beschrieben mit 11096 Rezepturen.

Ebenso wie in der Akupunktur sollte die Behandlung mit Kräutern den Mensch oder das Tier aus einem Zustand der Imbalance in ein Gleichgewicht seines Körpers und Geistes bringen. Die Symptome und die Ursache der Erkrankung werden mit einer individuellen Rezeptur behandelt.

# Eigenschaften der chinesischen Kräuter

## Anwendung der chinesischen Kräuter

Chinesische Kräuter können bei allen Erkrankungen gegeben werden. Bei Pferden, die nach langer Erkrankung und Therapie in ihrer Energie schwach sind können nicht allein mit Akupunktur behandelt werden, sondern brauchen den Zusatz von stärkenden und aufbauenden Kräutern. Alte Pferde werden optimal mit chinesischen Kräutern unterstützt, um die Essenz zu stärken.

# Eigenschaften der chinesischen Kräuter

In den Rezepten der Traditionellen Chinesischen Medizin werden nicht nur Kräuter, sondern auch mineralische und tierische Bestandteile verarbeitet. Chinesische Kräuter stellen aber den Hauptanteil dar.

Die TCM beurteilt die chinesischen Kräuter nach ihrem Temperaturverhalten, nach ihrer Wirkungsrichtung, nach ihrer Geschmacksrichtung, nach ihrem Meridianbezug und Wirkungsart.

## Das Temperaturverhalten

Jede Kräuterpflanze hat eine thermische Wirkung. Sie kann heiß, warm, kühlend, kalt oder neutral wirken. Eine kühlende Pflanze lässt den Stoffwechsel verlangsamen, eine heiße Pflanze aktiviert dagegen.

## Die Wirkungsrichtung

Die chinesischen Kräuter könne eine **aufsteigende Wirkung** entwickeln, dann wird der Kreislauf angeregt und aktive Energien entfaltet. Eine **absteigende Wirkung** führt die Energien nach unten und ist eher beruhigend. Eine **verteilende Wirkung** bezieht sich auf eine nach außen gerichtete Richtung.

## Die Geschmacksrichtung

Der Geschmack einer Kräuterpflanze wird unterteilt in süß, sauer, scharf, bitter, salzig und neutral. Die Geschmacksrichtung kennzeichnet die Ebene im kranken Körper, in der eine Pflanze wirksam ist. Da diese Eindringungstiefe lokalisiert ist und wenig beeinflussbar, wird die Geschmacksrichtung als Yin-Aspekt der Pflanze und das Temperaturverhalten als Yang-Aspekt der Pflanze bezeichnet, weil das Temperaturverhalten zum Beispiel durch kochen verändert werden kann.

## Der Meridianbezug

Kräuter haben zu einem oder mehreren Meridianen und Organen einen besonderen Bezug.

- Süße Kräuter stärken und haben einen Bezug zu Milz/Pankreas und Magen.
- Saure Kräuter wirken beruhigend und aufbauend auf alle Schleimhäute der Atemwege, der Verdauungsorgane und der Ausscheidungsorgane Blase und Niere. Sie werden der Leber zugeordnet.

- Scharfe Kräuter mobilisieren Energie, regen den Kreislauf an und helfen zu schwitzen. Sie haben einen Bezug zum Lungen-Meridian.
- Bittere Kräuter wirken trocknend und entgiftend. Sie haben einen Bezug zum Herz- und Leber-Meridian.
- Salzige Kräuter wirken in der Tiefe erweichend und lösend. Sie können Zubildungen und Tumore reduzieren. Ihr Bezug ist der Nieren-Meridian.
- Neutrale Kräuter regulieren den Flüssigkeitshaushalt und fördern die Ausscheidung. Ihr Bezugs-Meridian ist die Milz und der Magen.

## Traditionelle Strategien

In der Qing-Dynastie ordnete der Arzt Cheng Zhong-Ling in seinem Buch *Medical Relevation* (Yi xue xin wu) die vielen praktizierten, unterschiedlichen Behandlungsmethoden in China, in ein vereinfachtes Schema mit acht Behandlungsmethoden: Schwitzen, Erbrechen, Nach unten ableiten, Harmonisieren, Wärmen, Beseitigen, Reduzieren, Tonisieren. Dieses Strategieschema nannte er die »Acht Methoden« Diese acht klassischen Einteilungen hatten großen Einfluss auf die traditionelle Medizin. Auch wenn zusätzliche Kategorien gebildet wurden, stellen die acht Methoden heute noch die Grundlagen für die Behandlung eines Patienten dar.

## Die acht traditionellen Methoden

### Schwitzen

Kräuter, die zum Schwitzen führen, werden beim Pferd bei akuten, fiebrigen Atemwegserkrankungen angewendet. Das Lungen-Qi wird stimuliert und die äußeren Poren geöffnet, damit das Pferd schwitzen kann und die innere Hitze ableitet. Außerdem wird dadurch das Abwehr-Qi bewegt und kann gegen den eindringenden pathogenen Faktor kämpfen.

### Erbrechen

Kräuter, die zum Erbrechen führen leiten giftige Substanzen aus. Da die Pferde nicht erbrechen können, sind diese Kräuter in der Therapie nicht einsetzbar.

### Nach unten ableiten

Kräuter, die nach unten ableiten werden bei Verstopfung eingesetzt. Da sie sehr intensiv wirken, dürfen sie nicht über einen längeren Zeitraum angewendet werden.

### Harmonisieren

Harmonisierende Kräuter regulieren die Funktionen der einzelnen Organe und ihre Beziehung untereinander. Sie sind besonders bei chronischen Erkrankungen einzusetzen.

### Wärmen

Schmerzen, die durch Kälte im Inneren oder durch Kälte in den Meridianen entstehen und sich bei kaltem Wetter verschlimmern, werden durch wärmende Kräuter aufgehoben.

### Beseitigen
Diese Kräuter werden auch als klärende Kräuter bezeichnet. Sie werden hauptsächlich zur Kühlung von Hitze eingesetzt. Blutungen, im Verdauungsapparat oder in den Atemwegen können ebenso wie Infektionen behandelt werden.

### Reduzieren
Reduzierende, verteilende oder sedierende Kräuter gehören zu dieser Kategorie. Sie behandeln alle Arten von Stagnation. Dazu gehören Qi-Stagnation, Blut-Stase, Schleimbildung, Parasiten und Verstopfung. Bei Tumoren werden diese Kräuter eingesetzt.

### Tonisieren
Tonisierende, anregende Kräuter stärken und vitalisieren die Meridiane und Organe im Körper, die schwach sind. In der Tiermedizin werden diese Kräuter sehr häufig angewendet.
Bei vielen Erkrankungen wird nicht eine Methode allein angewendet, sondern verschiedene kombiniert. In der Tiermedizin werden häufig **adstringierende**, das heißt straffende Kräuter angewendet, die den Verlust von Körperflüssigkeit, zum Beispiel beim Durchfall oder bei einer offenen, blutenden Wunde, vermindern.

## Rezepte für chinesische Kräuter

Die meisten der chinesischen Kräuter werden nicht einzeln, sondern in einer speziell auf den Krankheitsfall abgestimmten Kräuterrezeptur gefüttert.

### Zusammensetzung der Rezepte
In der TCM werden Rezepte nicht einfach als Sammlung einiger Arzneien, deren Wirkungsweise sich potenziert gesehen. Jede Medizin hat ihre Stärken und Schwächen. In einem TCM-Rezept werden die Arzneien sorgfältig aufeinander abgestimmt, um ihre Stärken zu betonen und ihre Nebenwirkungen so gering wie möglich zu halten.
In der traditionellen chinesischen Gesellschaft war der gesellschaftliche Rang ausgesprochen wichtig. Am wichtigsten waren der Kaiser und sein Hofstaat. Die Wichtigkeit der Arzneien in einem Rezept wird deshalb entsprechend der kaiserlichen Gesellschaft benannt.

### TCM-Rezept
Der **Kaiser** ist der Bestandteil, der hauptsächlich auf die Erkrankung ausgerichtet ist und die größte Wirkung erzielt. Der **Minister** hat zwei Funktionen. Er unterstützt den Kaiser bei seiner Wirkung auf die Haupterkrankung. Zusätzlich kann er als Hauptarznei auf eine gleichzeitig auftretende Erkrankung eingesetzt werden.

Der **Adjudant** wird auch als Assistent bezeichnet und hat drei unterschiedliche Funktionen. Erstens kann er die Wirkung des Kaiser oder Ministers auf die Erkrankung verstärken. Zweitens vermindert oder eliminiert er die Nebenwirkungen der Kaiser- oder Ministerarznei. Drittens kann er eine dem Kaiser entgegengesetzte Wirkung darstellen, bei sehr schweren und langandauernden Krankheiten.

Der **Gesandte** wird auch als Botschafter bezeichnet. Er richtet die Wirkung eines Rezeptes auf einen bestimmten Meridian oder ein bestimmtes Organ. Außerdem harmonisiert er und vereinigt die Wirkung der anderen Arzneien. Nicht alle Rezepte weisen alle Bestandteile auf. Manche Rezepte haben nur einen Kaiser mit zwei Ministerarzneien und keinen Adjudanten. Je schwerwiegender und chronischer eine Erkrankung, umso komplexer wird das Rezept gestaltet.

## Darreichungsform und Dosierung der Arzneien

Die Arzneien können frisch, getrocknet, als Pulver schock-gefroren, als gemahlenes Pulver, als Tinktur, Tee, Sirup, in Pillenform oder als Kapseln eingenommen werden. Die meisten Rezepte werden zweimal täglich verabreicht. Viele Pferde fressen sie in Pillenform aus der Hand, anderen verfüttert man sie in angefeuchteter Kleie.

### Dekokte

Die Arzneien werden als Tee oder Aufguss gekocht und dem Pferd verfüttert. Man gibt die Rezeptbestandteile in einen Ton- oder Keramiktopf. Die zusätzlich benötigte Wassermenge variiert von Rezept zu Rezept. Als Faustregel gilt: Die Wasseroberfläche sollte 4 cm über den Kräutern sein oder 300 ml Wasser pro 30 g Arzneien. Nachdem das Wasser aufgekocht ist, wird bei verringerter Hitze 20–30 Minuten weitergeköchelt. Die Zeiten können rezeptabhängig variieren. Anschließend wird die Flüssigkeit vom Satz getrennt und dem Pferd verabreicht. Ein Dekokt wirkt schnell bei akuten Erkrankungen. Es ist aber sehr zeitaufwendig in der Zubereitung.

### Tinkturen

Arzneien können in ein Lösemittel (Alkohol oder Glycerin) eingelegt werden. Die Wirkstoffe verteilen sich in der Flüssigkeit und werden dem Tier verabreicht.

### Pulver

Diese Darreichungsform wird beim Pferd am häufigsten angewendet. Die Arzneimittel werden in loser Pulverform, zu Pillen gedreht oder in Kapseln gefüllt abgegeben. Die Vorteile eines Pulvers gegenüber einem Dekokt sind die praktische Darreichungsform und die lange Haltbarkeit.

*Zeitdauer der Anwendung*
Wie lange eine Rezeptur angewendet wird ist abhängig vom Krankheitsverlauf und muss mit dem Therapeuten abgesprochen werden.

## Nebenwirkungen der TCM-Rezepturen

Es muss eine korrekte Diagnose vor der Abgabe der Rezeptur gestellt werden und die angegebene Dosierung sollte nicht überschritten werden, um Nebenwirkungen zu verhindern. Im Turniersport werden regelmäßig Dopingproben durchgeführt. Es muss beachtet werden, dass die chinesischen Arzneimittel unterschiedlich intensiv und andauernd wirken.

## Westliche Kräuter kontra chinesische Kräuter

Im Westen wurde die Kräuterheilkunde lange Zeit vernachlässigt und sogar verspottet. Die TCM hat seit Jahrhunderten chinesische Arzneien angewendet. Bei der Anwendung der chinesischen Rezepturen kann man deshalb auf ausreichend Erfahrungswerte zurückgreifen. Aber wir leben hier im Westen und deshalb versuchen Kollegen und ich, die heimischen Pflanzen unter den Gesichtspunkten der TCM zu beurteilen und in die Therapie einzugliedern.

In den nächsten Jahren werden Kräuterrezepte für Erkrankungen beim Pferd zunehmend eingesetzt werden. Die Resultate werden in Zukunft veröffentlicht werden.

# ANHANG: MERIDIANE UND AKUPUNKTURPUNKTE

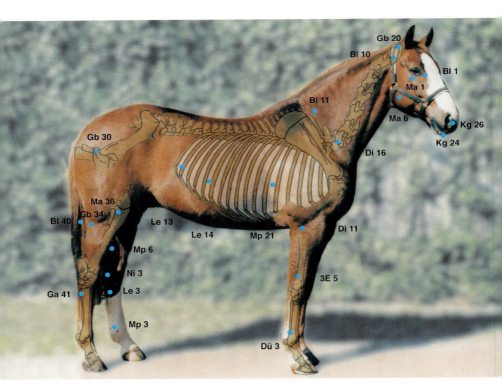

■ Auf den 12 Meridianen liegen eine Vielzahl von Akupunkturpunkten. Jeder Punkt hat mehrere Wirkungen und kann deshalb bei unterschiedlichen Erkrankungen genadelt werden.

Hier wird der unterschiedliche äußere und innere Verlauf der einzelnen Meridiane beschrieben. Beim äußeren Verlauf werden die Anfangs- und Endpunkte angegeben. Die Lage der Akupunkturpunkte wird aus den Angaben ersichtlich. Unter **TCM** wird die Wirkung des Akupunkturpunktes unter traditionellen chinesischen Gesichtspunkten erklärt und im Abschnitt **WD**, die westlichen Diagnosen für die Anwendung des Punktes aufgeführt.

Im Folgenden werden wichtige Akupunkturpunkte fürs Pferd beschrieben. Leser, die ihr Pferd gerne akupressieren möchten, können diese Akupunkturpunkte in der Akupressur benützen.

## 1. Lungen(Lu)-Meridian

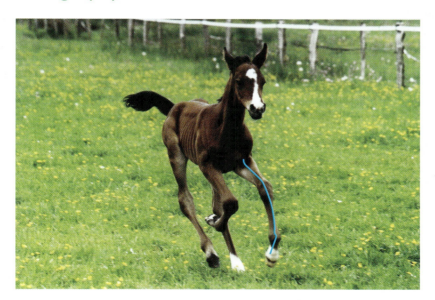

**Äußerer Verlauf**

**Beginn:** Lu 1 an der Brustwand in Höhe der dritten Rippe.

**Verlauf:** An der Innenseite des Vorderbeines entlang der gedachten Mittellinie bis zum Kronsaum vor dem inneren Ballen zu Lu 11.

**Innerer Verlauf**
Entspringt dem Mittleren Erwärmer, verbindet sich mit dem Dickdarm und Magen und verläuft zur Lunge (Fei).

Zustimmungspunkt (Shu ) Bl 13
Alarmpunkt (Mu) Lu 1
Quellpunkt (Yuan) Lu 9
Passagepunkt (Luo) Lu 7

## Lu 1 (Zhong Fu)

Der Alarmpunkt der Lunge liegt im 1. Zwischenrippenraum hinter dem Schultergelenk.
**TCM:** Harmonisiert und fördert das Absteigen des Lungen-Qi, wandelt Schleim um.
**WD:** Bronchitis, Lungenentzündung, Asthma, Husten, Brustödeme. Jede Art von Schmerzen im Schulter- und Brustbereich.

## Lu 5 (Chize)

Wird die Vordergliedmaße leicht angebeugt, liegt der Punkt auf der Ellbogenfalte.
**TCM:** 4. Antike Punkt (He-Punkt) auch als Wasserpunkt bezeichnet. Chi Ze kühlt die Hitze der Lunge und wird als Sedierungspunkt bei Fülle und Hitzeerkrankungen in der Lunge und der Haut akupunktiert.
**WD:** Chronische Bronchitis mit gelbem Schleim, Asthma, Blutspuren im Schleim, nässende Ekzeme, Schmerzen im Ellbogen.

## Lu 7 (Lieque)

Der Punkt liegt innen am Vorderbein, eine Handbreit über dem Vorderfußwurzelgelenk am hinteren Rand des Radius, auf gleicher Höhe wie die Kastanie.

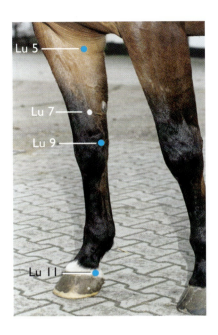

**TCM:** Unterstützt die Lunge im Verteilen und Herabführen des Lungen-Qi und stärkt das Abwehr-Qi. Stellt als Luo-Punkt die Verbindung zum Funktionskreis Dickdarm her und öffnet die Konzeptionsgefäße (Ren Mai). Verteilt die Flüssigkeit der Haut (öffnet die Poren zum Schwitzen) und eliminiert äußere pathogene Faktoren von der Hautoberfläche.
**WD:** Jede Art von Erkrankung der Atemwegsorgane, Immunschwäche, Schmerzen im Nacken und Halswirbelbereich, sowie Gelenksentzündung im Fesselgelenk und Sehnenscheidenentzündung. Schulterlahmheiten und Ödeme am Kopf und an den Vordergliedmaßen.

### Lu 9 (Taiyuan)
Die Gliedmaße wird gebeugt, dann liegt der Punkt innen an der Karpalgelenkfalte unter dem Proc. Styloideus medialis radii.
**TCM:** Lu 9 ist der Meisterpunkt, das heißt der einflussreichste Punkt für die Blutgefäße. Er ist der Yuan-Punkt von Di 6 und Tonisierungspunkt. Er vertreibt Wind und transformiert Schleim. Er stärkt das Lungen-Qi und das Lu-Yin.
**WD:** Erkrankungen der Atemwege und alle Gefäßerkrankungen. Beim Pferd jede Art von Blutung (Lungenblutung, Gefäßblutung).

### Lu 11 (Shao Shang)
Der Endpunkt (Ting-Punkt) liegt innen am Kronsaum vor dem inneren Ballen.
**TCM:** Der Ting-Punkt leitet Hitze aus, macht alle Sinnesorgane frei und bewegt das Lu-Qi.
**WD:** Akute Notfälle mit Zusammenbruch des Pferdes, Fieber, Krämpfe und Erkrankungen des Rachens und des Kehlkopfes.

## 2. Dickdarm(Di)-Meridian

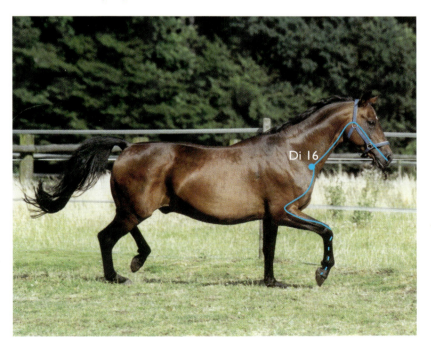

## Äußerer Verlauf

**Beginn:** Di 1 knapp drei Fingerbreit seitwärts und innen von der Mittellinie des Vorderhufes über dem Kronsaum.

**Verlauf:** An der Innenseite des Fesselbeines, des Fesselgelenks, des Röhrbeins nach oben vorne über das Vorderfußwurzelgelenk und außen entlang des Vorderbeins über das Ellbogengelenk, zum vorderen Buggelenksbereich, seitlich dem Hals entlang über den Kehlkopf und den Unterkiefer bis zum unteren Rand der Nüsternflügel zum Endpunkt Di 20.

**Innerer Verlauf:** Vor der Schulter von Di 15 in die Tiefe zum Lenkergefäß und zur Lunge (Fei).

| | | |
|---|---|---|
| Zustimmungspunkt | (Shu) | Bl 25 |
| Alarmpunkt | (Mu) | Ma 25 |
| Quellpunkt | (Yuan) | Di 4 |
| Passagepunkt | (Luo) | Di 6 |

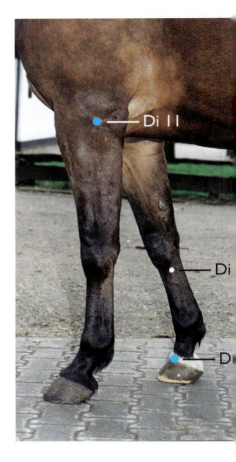

### Di 1 (Shang Yang)
Der Punkt liegt innen, neben der Mittellinie, auf dem Kronsaum.

**TCM:** Er vertreibt Wind, Hitze und Kälte.

**WD:** Hohes Fieber, akute Schmerzen und Schwellungen in Rachen und Nase, Zahnschmerzen.

### Di 4 (Hegu)
Hinter dem inneren Griffelbeinköpfchen ist der Meisterpunkt für Gesicht, Augen und Maul gut aufzufinden.

**TCM:** Er vertreibt äußeren und inneren Wind, Kälte, leitet Hitze aus und beseitigt Blockaden im Meridian. Dabei unterstützt er die Lunge in ihrer verteilenden Funktion von Qi und der Stärkung von Abwehr-Qi. Die Körperober-

# Dickdarm(Di)-Meridian

fläche wird geöffnet und es besteht ein intensiver Einfluss als Fernpunkt auf den Kopfbereich. He Gu stärkt das Qi und harmonisiert das Aufsteigen des Yang und Absteigen des Yin.

**WD:** In der Humanmedizin einer der am häufigsten verwendeten Akupunkturpunkte. Akute Erkältungskrankheiten, Schmerzerkrankungen des Bewegungsapparates und Schmerzen im Kopfbereich. Fazialislähmung, Allergien, allergische Bronchitis, allergische Ekzeme.

**Erklärung:**
Di 4 ist ein intensiv wirkender Schmerzpunkt bei allen akuten und chronischen Schmerzzuständen. Als Fernpunkt wirkt er auf Genickverspannungen schmerzlindernd. Ängstliche Pferde können durch Akupunktur von Di 4 zusammen mit den Punkten Le 3 und LG 24 beruhigt werden.
Di 4 in Kombination mit Ma 36 (stärkt das Qi und Blut) wirkt immunstimulierend und wird als Infektionsvorbeugung eingesetzt.

### Di 11 (Quchi)

Wenn man das Vorderbein aufhebt und anwinkelt bildet sich außen eine Ellbogenfalte. Der Punkt befindet sich an deren Ende in einer Vertiefung vor dem äußeren Epicondylus humeri.

**TCM:** Der He-Punkt leitet Wind, Hitze und Feuchtigkeit aus und harmonisiert das Qi. Er kühlt Blut und stärkt das Wei-Qi.

**WD:** Immunsystem stimulierender Punkt bei allergischen, infektiösen und fiebrigen Erkrankungen. Hormonelle Störungen und Kolikschmerzen sowie Schmerzen im Ellbogen.

### Di 16 (Jugu)

Der Punkt liegt vor der Schulter des Pferdes, wenn die menschliche Hand den Musculus brachiocephalicus von unten umfasst und den abgespreizten Daumen in die Tiefe drückt.

**TCM:** Ein diagnostischer Punkt, hilft beim Absenken des Lungen-Qi und bewegt Qi und Blut, er löst Stagnationen im Dickdarm-Meridian.

**WD:** Kehlkopfentzündung, Schulterlahmheit, Schulterlähmung.

**Erklärung:**
Jugu löst Verspannungen örtlich im Schulter- und Halsbereich. Zusätzlich hilft er, den Dickdarm-Meridian zu entstauen und hat Einfluss auf die Funktion der Gelenke. Aus diesem Grund wird Di 16 in Kombination mit Di 4 und MP 6 zur Nachbehandlung von Gelenkoperationen eingesetzt. Bei Pferden mit chronischer Bronchitis wird er einseitig genadelt und unterstützt die Lunge beim Absenken des Qi.

## 3. Magen(Ma)-Meridian

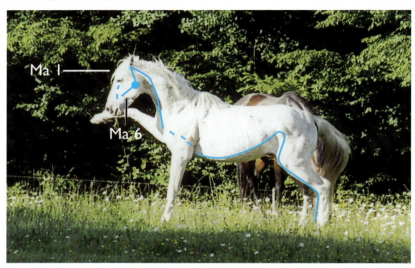

**Äußerer Verlauf**

**Beginn:** Ma1 in der Mittel unterhalb des Auges.

**Verlauf:** Entlang dem Oberkiefer bis zur Lücke zwischen den Schneidezähnen und dem ersten Backenzahn, wendet sich zurück und überquert den großen Kaumuskel und das Kiefergelenk. Entlang am Unterhals über die seitliche Vorderbrust und die Unterseite des Bauches, ca. eine Handbreit seitlich von der Mittellinie bis zum Leistenkanal. Über die Kniefalte, außen über das Knie, dann abwärts an der vorderen Außenseite der Hinterhand bis zum Kronsaum ca. 1/2–1 cm seitlich-außen von der Mittellinie zu Ma 45.

**Innerer Verlauf**
Seitlich vom Nasenflügel (D 20) zum Augenwinkel (Bi 1) über das Zahnfleisch des Oberkiefers kreisförmig um die Maulwinkel. Ein weiterer Ast durch das Zwerchfell zum Magen.

| Zustimmungspunkt | (Shu) | Bl 21 |
| --- | --- | --- |
| Alarmpunkt | (Mu) | KG 12 |
| Passagepunkt | (Luo) | Ma 40 |
| Passagepunkt | (Luo) | Lu 7 |

### Ma 1 (Cheng Qi)
Der Punkt liegt in der Mitte des unteren Lidrandes.

**TCM:** Leitet äußeren und inneren Wind aus und reduziert Tränenfluss. Der Punkt verbindet sich mit dem Wundermeridian, Yang Qiao Mai.

**WD:** Bindehautentzündungen des Auges.

## Ma 6 (Jia Che)
In Höhe des Unterkieferwinkels auf dem Musculus masseter.
**TCM:** Leitet Wind aus und beseitigt Meridianblockaden.
**WD:** Zahnschmerzen, Lähmungen am Kopf, Tetanus, Kiefergelenkentzündung, Schwierigkeiten durchs Genick zu gehen.

## Ma 36 (Zu San Li)
Am äußeren Hinterbein, eine Handbreit unterhalb des Knies, seitlich der Crista Tibia.
**TCM:** Vertreibt Wind, Nässe und Kälte. Stärkung von Qi und Blut unterstützt dabei gleichermaßen Magen und Milz und harmonisiert das Nähr-Qi und das Abwehr-Qi. Löst Ödeme auf, behebt Verdauungsprobleme und regt den Appetit an.

**Erklärung:**
Ma 36 ist ein stark wirkender Punkt. Ein erschöpfter Läufer soll nach der Akupunktur von Ma 36 drei Dörfer weiter laufen können. Im Pferderennsport wird Ma 36 häufig kurz vor dem Rennen genadelt, um eine größere Leistungsfähigkeit zu erreichen.
Der Magen bildet zusammen mit der Milz das Nach-Himmel-Qi. Wird nicht genug Qi gebildet, wird das Pferd müde und schwach, deshalb wird bei chronischen Atemwegserkrankungen und Appetitlosigkeit Ma 36 akupunktiert. Einen heilenden Einfluss auf das Auge hat Ma 1 unterhalb des unteren Augenlids. Bei beginnenden Infektionskrankheiten kann Ma 36 in Kombination mit Di 4 das Abwehr-Qi unterstützen und damit das Immunsystem stärken. Ma 36 in Kombination mit MP 6 kann Pferden mit angelaufenen Beinen helfen, die Ödeme auszuleiten.

## Ma 40 (Feng Long)
Der Luo-Punkt liegt außen an der Hintergliedmaße in der Mitte der Tibia.
**TCM:** Löst Feuchtigkeit und Schleim und beruhigt den Geist (Shen).
**WD:** Übermäßige Schleimproduktion bei chronischer Bronchitis, Magen-

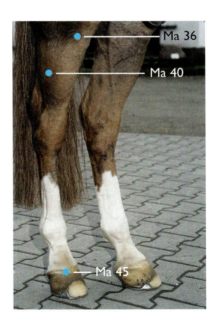

Darm-Erkrankungen, Colitis, Benommenheit, Schwindel, Phlegmone.

**Ma 45 (Hou Ti Tou)**
Am Kronsaum des hinteren Hufes in den Medianen liegt der Ting-Punkt.
**TCM:** Löst Stau im Magen-Meridian, leitet Hitze aus, beruhigt den Geist und klärt die Augen. Nahrungsstagnation in Magen/Milz wird beseitigt.
**WD:** Spastische Koliken, Hufrehe und Hufentzündungen, Augenentzündung, Fesselgelenkentzündung.

## 4. Milz-Pankreas (MP)-Meridian

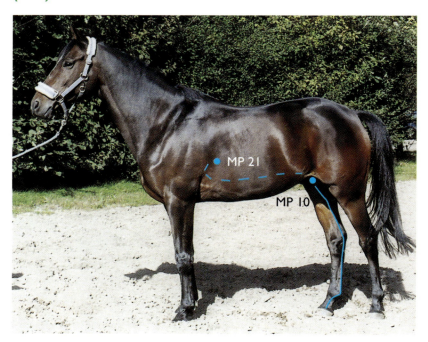

**Äußerer Verlauf**

**Beginn:** Er entspringt auf dem Kronsaum vor dem inneren Ballen des Hinterhufs.

**Verlauf:** An der hinteren Mitte der Innenseite von Fessel, Röhrbein, Sprunggelenk, Unterschenkel und Kniegelenk aufwärts. Wendet zur vorderen Mitte auf dem inneren Oberschenkel zur

# Milz-Pankreas(MP)-Meridian

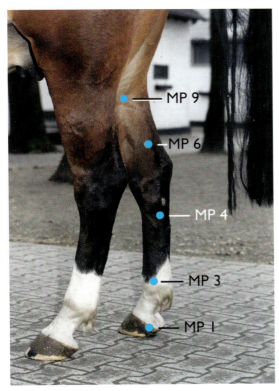

## MP 1 (Yinbai)
Vor dem inneren Hufknorpel am Kronsaum liegt MP 1 als Ting-Punkt.
**TCM:** Der Erdpunkt beruhigt den Geist und stärkt außer Blut und Qi die Milz und den Magen.
**WD:** Stoppt Blutungen in Blase, Gebärmuter, Darm und im Huf.

## MP 3 (Taibai)
Der Punkt liegt unterhalb des inneren Griffelbeinknöpfchens am Hinterbein.
**TCM:** MP 3 ist der Meisterpunkt, um die Milz zu stärken und ist der Yuan-Punkt zu Ma 40. Er beseitigt Nässe und Schleim.
**WD:** Durchfall, Verstopfung mit angespanntem Bauch, jede Art von Schwäche und Gelenks- und Sehnenentzündungen.

## MP 4 (Gongsun)
Der Passagepunkt liegt am Hinterbein, innen unterhalb des Griffelbeinköpfchens, in einer kleinen Vertiefung über der tiefen Beugesehne.
**TCM:** MP 4 ist der Öffnungspunkt des Chong Mai und fördert Magen und Milz.
**WD:** In Kombination mit MP 6 entzündungshemmend. Durchfall, Magen-

Leistengegend. Überquert die Bauchunterseite zur vierten Rippe, wendet sich nach hinten und endet an der Rückseite der vierzehnten Rippe bei M 21.

**Innerer Verlauf:** Eine innere Verbindung führt zur Milz und verläuft weiter aufwärts bis zum Zungengrund.

| | | |
|---|---|---|
| Zustimmungspunkt | (Shu) | Bl 20 |
| Alarmpunkt | (Mu) | Le 13 |
| Quellpunkt | (Yuan) | MP 3 |
| Passagepunkt | (Luo) | MP 4 |

verstimmung und Gelenks- und Sehnenentzündungen. Einfluss auf die Blasenfunktion.

### MP 6 (San Yin Jiao)

Psychischer Ausgleichspunkt für den Pi-Typ. Der Meisterpunkt des hinteren Bauch- und Urogenitaltraktes liegt innen am Hinterbein, am Hinterrand der Tibia, 3 cm über dem inneren Malleolus des Sprunggelenkes.

**TCM:** In MP 6 kreuzen die drei Yin-Meridiane der Hinterhand (Milz-, Nieren-, Leber-Meridian). Der Punkt tonisiert die Milz, beseitigt Nässe, nährt Qi und Blut, bewegt Blut und löst Blutstasen auf.

**WD:** Bei allen Problemen im Verdauungstrakt, Harnwegen und Geschlechtsorganen, insbesondere bei Störungen im Körperflüssigkeits- und Blut-Haushalt. Bei Hinterhandlahmheiten.

### MP 9 (Yin Ling Guan)

Der Wasserpunkt liegt in einer Vertiefung auf dem unteren Rand des inneren Tibiakopfes, gegenüber von Gb 34.

**TCM:** Löst Feuchtigkeit und Hitze auf.

**WD:** Ödeme werden aufgelöst, Harnverhalten und Durchfall reguliert. MP 9 ist ein lokaler Punkt für Kniegelenksarthrose und Schmerzen im Kniegelenk.

### MP 10 (Xu Chai)

Der Punkt liegt innen auf dem Muskel über dem Kniegelenk, 2 Cun über dem Kniescheibenrand.

**TCM:** MP 10 stärkt das Blut und reguliert Blutstagnation und vertreibt Nässe.

**WD:** Wichtiger antiallergischer und das Immunsystem stimulierender Punkt bei Allergien, Infektionserkrankungen und Hauterkrankungen. MP 10 beeinflusst alle Arten von Zyklusstörungen und Gebärmutterblutungen.

### MP 21 (Da Bao)

Da Bao liegt seitlich am Brustkorb, im 12 ICR von hinten gezählt, in Höhe der Sattelgurtlage unterhalb des Sattelblattes.

**TCM:** In der TCM wird dieser Meisterpunkt aller Luo-Punkte, das »Große LUO« genannt, weil aus ihm viele kleine Verästelungen entspringen. Er bewegt das Blut in den kleinen Blutgefäßen und Verbindungsleitbahnen.

**WD:** Jede Art von Gefäßproblemen, Schmerzen im Brustkorb, Lungenerkrankungen, generalisierte Muskelschmerzen, Gurtzwang.

Bei einem Pferd mit extremer Hautempfindlichkeit ist MP 21 anzuwenden.

### Erklärung:

Manche Pferde lassen sich nicht gerne anfassen. Beim Putzen und sogar beim Streicheln wehren sie den Reiter ab. Beim Satteln reagieren sie ärgerlich auf das Anlegen des Gurtes. Da Bao kann hervorragend bei diesen übersensiblen Pferden akupunktiert werden.

## 5. Herz(He)-Meridian

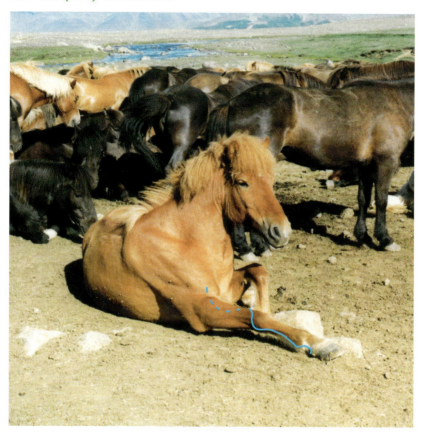

**Äußerer Verlauf**

**Beginn:** He 1 (Ji Quan) an der Innenseite der Achsel.

**Verlauf:** Aus der Mitte der Achselfläche an die Oberfläche, innen an der Vorhand abwärts, wechselt oberhalb der Vorderfußwurzel zur Außenseite und zieht hinter dem äußeren Griffelbein zum äußeren Ballen herab und endet über dem Kronband bei He 9.

**Innerer Verlauf**

Vom Herzen kommend werden drei Äste zum Dünndarm, zum Hals, Mund, den Augen und zur Lunge abgegeben.

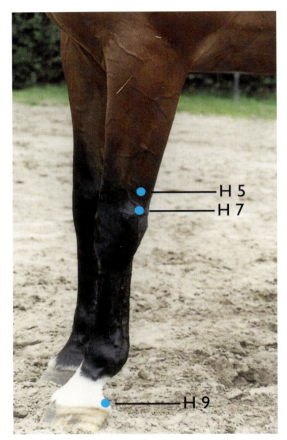

### He 5 (Tongli)
Der Passagepunkt liegt seitlich-hinten am Vorderbein, 1 Cun über H 7 auf der hinteren Seite des Musculus ext. carpi ulnaris.
**TCM:** Stärkt das Herz-Qi und fördert die Stimme. He 5 unterstützt die Blasenfunktion.
**WD:** Kehlkopfentzündung, Schmerzen im Vorderwurzelgelenk, geistige Störungen und Sehstörungen.

### He 7 (Shen Men)
Psychischer Ausgleichspunkt für den Xi-Typ. Der Quellpunkt liegt auf der rückwärtigen Seite des Radius, über dem Os carpi accessorium.
**TCM:** Beruhigt den Geist, harmonisiert das Herz und ernährt das Herzblut.
**WD:** Allgemeine Erregungszustände, Angst mit Panikattacken, Herzrasen, Epilepsie, Geburtserleichterung, Gelenkentzündung im Vorderfußwurzelgelenk, Reflexpunkt von Schulter, Fesselgelenk und Huf.

| | | |
|---|---|---|
| Zustimmungspunkt | (Shu) | Bl 15 |
| Quellpunkt | (Yuan) | He 7 |
| Alarmpunkt | (Mu) | Kg 14 |
| Passagepunkt | (Luo) | He 5 |

## 6. Dünndarm(Dü)-Meridian

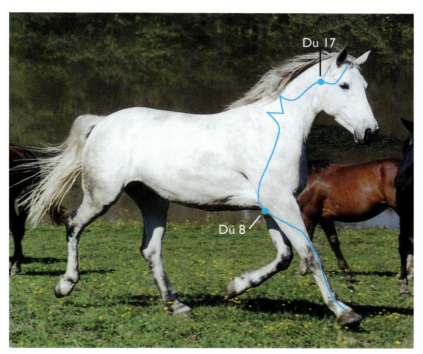

**Äußerer Verlauf**

**Beginn:** Dü 1 an der äußeren Seite des Vorderhufs, drei Fingerbreit von der Mittellinie entfernt über dem Kronband.

**Verlauf:** An den seitlich-vorderen Außenflächen von Fesselbein und -gelenk bis über das Vorderfußwurzelgelenk, überquert die Außenseite der Gliedmaße und erreicht so den hinteren Bereich des Ellbogengelenks. Weiter entlang der Oberarmmuskulatur über das Schulterblatt, den seitlichen Hals bis in Höhe des 3. Halswirbels, über den Unterkiefer bis zum Oberkiefer endet am äußeren Ohrgrund bei Dü 19.

**Innerer Verlauf**
Ein innerer Verbindungsast, der in Höhe des Widerrists in die Tiefe abzweigt, verbindet die Organe Dünndarm, Magen, Milz und Herz. Eine weitere Abzweigung führt zum Auge und Innenohr.

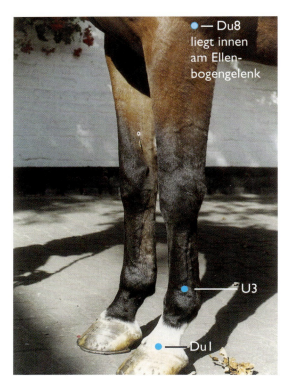

| Zustimmungspunkt | (Shu) | Bl 27 |
|---|---|---|
| Alarmpunkt | (Mu) | Kg 4 |
| Passagepunkt | (Luo) | Dü 7 |

## Dü 1 (Shaoze)

Der Ting-Punkt liegt an der Vordergliedmaße außen auf dem Kronrand, direkt vor dem Hufknorpel.

**TCM:** Der Metallpunkt vertreibt Wind und Hitze und Stau im Dünndarm-Meridian.

**WD:** Hufrehe, Schale, Fieber, verminderte Milchproduktion, Nervenentzündungen und Nervenlähmungen der Vorhand, Muskelverspannungen im Hals.

## Dü 3 (Houxi)

Der Tonisierungspunkt liegt außen am Vorderbein, über dem Fesselgelenk, unter dem Griffelbeinknöpfchen.

**TCM:** Eliminiert pathogene Faktoren, kühlt innere und äußere Hitze Schlüsselpunkt des Lenkergefäßes. Dü 3 leitet äußeren Wind aus, unterstützt Sehnen und Muskulatur, klärt und stabilisiert den Geist.

**WD:** Schmerzen im Vorderbein und Genickverspannungen. Jede Art von Rückenschmerzen und Muskelverspannungen, Konzentrationsschwierigkeiten, Ataxie, Bewegungsstörungen.

## Dü 8 (Xiao Hai)

Der Erdpunkt liegt innen am Vorderbein in einer Senke zwischen Ellbogengelenkhöcker und innerem Epicondylus des Oberarmes.

**TCM:** Leitet Nässe und Hitze aus und löst Stagnationen im Dünndarm-Meridian.

**WD:** Schmerzen im Ellbogengelenk, Lähmung des N. ulnaris, Schmerzen und Muskelverspannungen im Genick und Hals.

## Dü 17 (Tian Rong)
Der Punkt liegt hinter dem Unterkieferwinkel, am vorderen Rand des M. brachiocephalicus.
**TCM:** Beseitigt Stagnationen in dem Merdian, diagnostischer Punkt für Dünndarm-Meridian-Störungen.
**WD:** Fesselträgerentzündung, Schulter-Halsschmerzen, N. facialis Lähmung.

## 7. Nieren(Ni)-Meridian

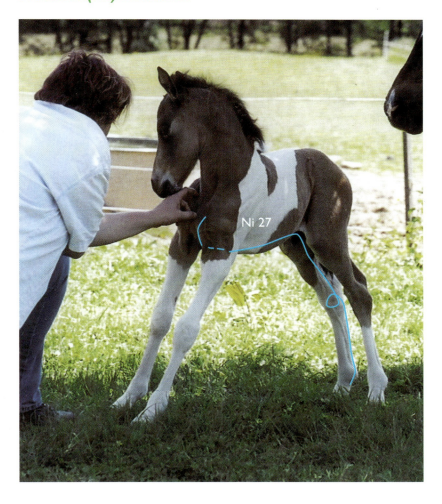

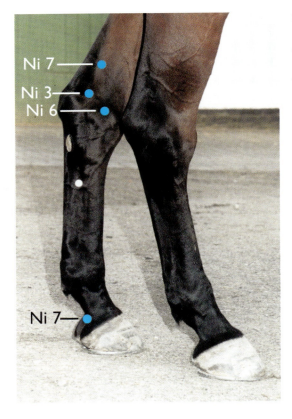

über die Kniefalte in Richtung Unterbauch. Ca. drei Fingerbreit seitlich von der unteren Mittellinie (zwischen KG-Meridian und Magen-Meridian) überquert er Bauch und Brustregion und führt zwischen den Vorderbeinen hindurch bis zur Vorderbrust, wo er in einer Vertiefung zwischen Brustbein und der Basis der ersten Rippe bei Ni 27 endet.

**Innerer Verlauf**
Ausgehend vom Oberschenkel geht ein Ast zum Genitalbereich, zu Niere und Blase und weiter zur Leber, Zwerchfell, Lunge und zur Kehle und endet an der Zungenwurzel.

**Äußerer Verlauf**

**Beginn:** Ni 1 liegt in der Mitte des Hufballens des hinteren Hufs.

**Verlauf:** Zwischen den Ballenkissen aufwärts, innen entlang der oberflächlichen Beugesehne, umrundet dann im Uhrzeigersinn die Innenseite des Sprunggelenks und führt an der hinteren Innenfläche des Unterschenkels aufwärts zum Oberschenkel und zieht

| | | |
|---|---|---|
| Zustimmungspunkt | (Shu) | Bl 23 |
| Alarmpunkt | (Mu) | Gb 25 |
| Quellpunkt | (Yuan) | Ni 3 |
| Passagepunkt | (Luo) | Ni 4 |

### Ni 1 (Yong Quan)
Der Holzpunkt liegt in der Vertiefung des Hufballens der Hintergliedmaße.
**TCM:** Der Ting-Punkt leitet Wind und Hitze aus und klärt den Geist. Stellt das Bewusstsein wieder her und stärkt das Nieren-Qi.

# Nieren(Ni)-Meridian

**WD:** Notfallpunkt bei Unfällen, Narkosezwischenfällen, Hitzschlag, entzündungshemmend bei lokalen Reaktionen.

## Ni 3 (Taixi)

Psychischer Ausgleichspunkt für den Shen-Typ. Der Quellpunkt liegt innen am Hinterbein in der Mitte der Verbindungslinie zwischen Malleolus medialis und der Achillessehnen genau gegenüber von Bl 60.

**TCM:** Der Erdpunkt kühlt die Hitze, kräftigt Nieren-Yin und Yang und tonisiert die Essenz.

**WD:** Urogenitalerkrankungen, Impotenz, Rosseunregelmäßigkeiten.

## Ni 6 (Zhao Hai)

Der Punkt liegt in einer Vertiefung direkt unter dem Malleolus medialis.

**TCM:** Der Öffnungspunkt des Yin Qiao Mai kühlt Hitze und Blut und nährt die Körperflüssigkeiten. Stärkt das Nieren-Yin und beruhigt den Geist.

**WD:** Augenerkrankungen, geistige Unruhe, Hauterkrankungen, Nahpunkt für das Sprunggelenk.

## Ni 7 (Fuliu)

Der Tonisierungspunkt liegt dorsal von Ni 3 am vorderen Rand der Achillessehne.

**TCM:** Stärkt das Nieren-Yang, eliminiert Feuchtigkeit und kühlt Hitze. Reguliert übermäßiges Schwitzen.

**WD:** Harnwegsinfektionen, Nephritis, Lumbago, Ödeme der Hinterhand, Moxa bei Schwächezuständen, Schmerzen im Sprunggelenk.

## Ni 27 (Shufu)

Der Punkt liegt im Winkel zwischen Manubrium sterni und der ersten Rippe.

**TCM:** Unterstützt die Niere in ihrer Funktion das Lungen-Qi zu empfangen.

**WD:** Chronische Bronchitis, Asthma, hustenstillend.

## 8. Blasen(Bl)-Meridian

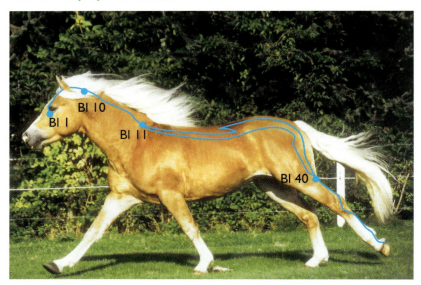

**Äußerer Verlauf**

**Beginn:** In einer kleinen Knochenvertiefung unter dem inneren Augenwinkel liegt Bl 1.

**Verlauf:** Über die Stirn, den Kopf und das Genick seitlich am Hals unterhalb des Mähnenansatzes bis zum oberen Rand des Schulterblatts, dort spaltet er sich in zwei Anteile. Der innere Ast zieht etwa 3 cm parallel zur Wirbelsäule bis zur Kruppe, der äußere Ast verläuft etwa eine Handbreit weiter seitlich in Höhe des oberen Rippenansatzes. In Höhe des 4. Kreuzbeinwirbels zieht der innere Ast im Zickzack noch einmal nach vorn und innen und dann wieder parallel entlang den Kreuzbeinwirbeln und wendet sich abwärts, wo er sich im hinteren Kniekehlenbereich mit seinem äußeren Ast, der ihn parallel bis zum 4. Kreuzwirbel begleitet, vereinigt. Die Leitbahn zieht dann abwärts entlang der hinteren Mittellinie der Hinterhand, überquert dabei die Außenseite des Sprunggelenks, verläuft hintenaußen entlang der oberflächlichen Beugesehne und endet an Bl 67 über dem Kronband vor dem hinteren äußeren Ballen.

**Innerer Verlauf**

Über innere Verläufe bestehen Verbindungen zur Niere, Blase, Gehirn, Eierstöcke und Hoden.

## Blasen(BL)-Meridian

| | | |
|---|---|---|
| *Zustimmungspunkt* | *(Shu)* | *Bl 28* |
| *Alarmpunkt* | *(Mu)* | *Kg 3* |
| *Passage Punkt* | *(Luo)* | *Bl 58* |

Die Zustimmungspunkte (Shu-Punkte) Bl 13 bis Bl 28 sind im Abschnitt »Stellen einer chinesischen Diagnose« beschrieben.

### Bl 1 (Jingming)

Der Punkt liegt am inneren Augenwinkel, oberhalb der Fossa sacci lacrimalis.
**TCM:** Bl 1 ist ein Kreuzungspunkt vom Blasen-, Dünndarm-, Magen-Meridian und Yang Giao Mai und Yin Qiao Mai. Leitet Wind und Hitze aus und klärt die Augen, öffnet den Blasen-Meridian.
**WD:** Akute und chronische Erkrankungen des Auges, der Tränendrüse, des Augenlids. Konjunktivitis, Keratitis, periodische Augenentzündung, Lähmung des N. fascialis.

### Bl 10 (Tianzsu)

Der Punkt liegt im hinteren Winkel des Atlasflügels (1. Halswirbel) in einer kleinen Vertiefung.
**TCM:** Eliminiert äußeren und inneren Wind, löst Blockaden im Fließen von Qi.
**WD:** Ataxie, Genickschmerzen, akute Infektionen, Kehlkopfentzündungen, Headshaker, Fernpunkt für akute Rückenschmerzen.

### Bl 11 (Dashu)

Der Meisterpunkt der Knochen liegt vor dem Schulterblatt, 3 Cun seitlich der Mittellinie.
**TCM:** Leitet Wind aus, stärkt alle Knochen und das Knochenwachstum, entspannt die Sehnen, nährt Blut.

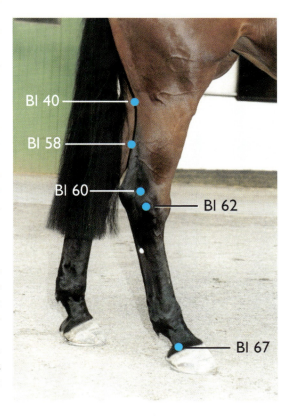

**WD:** Knochenwachstumsstörungen, Knochenerkrankungen, rheumatoide Arthritis, Fieber, Asthma.

### Bl 40 (Wei Zong)
Der He-Punkt liegt in der Mitte der Kniekehle.
**TCM:** Der Erdpunkt leitet Hitze, Nässe und Wind aus dem Blasen-Meridian, aus der Blase und aus dem Blut und der Haut.
**WD:** Wichtiger Fernpunkt für Lumbalgien und Ischalgien. Lokaler Punkt bei Kniegelenkentzündungen und Arthrosen und Lähmungen der Hinterbeine. Erkrankungen der Beckenorgane, Impotenz.

### Bl 58 (Fei Yang)
Der Passagepunkt liegt in der Mitte der Achillessehne.
**TCM:** Er vertreibt Wind, Feuchtigkeit und Hitze. Stärkt die Niere.
**WD:** Lumbalgien, Ischalgien, als lokaler Punkt für Sprunggelenkentzündungen (Spat), Harnwegsentzündungen.

### Bl 60 (Kun Lun)
Der Feuerpunkt liegt außen am Sprunggelenk zwischen Talus und dem Condylus der Tibia, gegenüber von Ni 3.
**TCM:** Eliminiert Wind, Feuchtigkeit und Kälte und Stagnation im Blasen-Meridian.
**WD:** Fernpunkt für HWS-Syndrom, Ischalgien, jede Art von Rückenschmerzen. Nahpunkt für Sprungelenk und Achillessehne. Nachgeburtsverhalten.

### Bl 62 (Shen Mai)
Der Schlüsselpunkt des Yang Qiao Mai liegt in einer Vertiefung unterhalb des Malleolus lateralis.
**TCM:** Schaltet das Yang-Fersengefäß ein und öffnet Du Mai mit Dü 3 zusammen.
**WD:** Schmerzen und Entzündung im Sprunggelenk.

### Bl 67 (Zhi Yin)
Der Ting-Punkt liegt außen an der Hintergliedmaße vor dem Ballen auf dem Kronsaum.
**TCM:** Leitet Wind und löst Meridianblockierungen, klärt die Augen.
**WD:** Augenerkrankungen, Geburtserleichterung, Wehenschwäche, Drehung der Steißlage beim Mensch.

## 9. Pericard(Pc)-Meridian

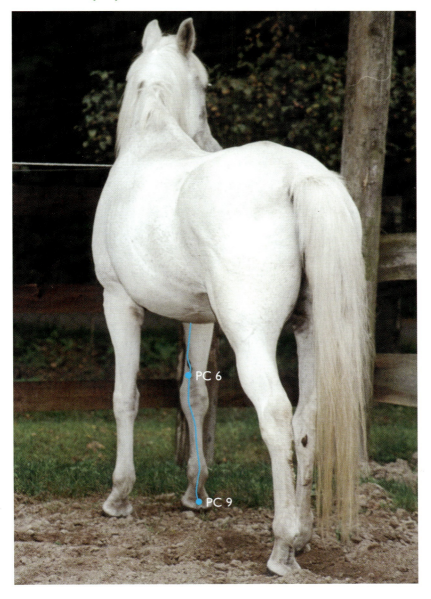

## Äußerer Verlauf

**Beginn:** Pc 1 in Höhe der fünften Rippe, gegenüber der Innenseite des Ellbogens.

**Verlauf:** Innen am Vorderbein in der Mittellinie hinter der Kastanie abwärts, verläuft über den hinteren inneren Rand von Vorderfußwurzel und Beugesehne und endet in der Vertiefung zwischen den beiden Ballenkissen bei Pc 9.

### Innerer Verlauf

Vom Herzbeutel aus zwischen die Vorderbeine (KG 17), dann zum äußeren Verlauf über das Zwerchfell zum Dreifachen Erwärmer.

| | | |
|---|---|---|
| *Zustimmungspunkt* | *(Shu)* | Bl 14 |
| *Alarmpunkt* | *(Mu)* | KG 17 |
| *Quellpunkt* | *(Yuan)* | Pc 7 |
| *Passagepunkt* | *(Luo)* | Pc 6 |

## Pc 6 *(Nei Guan)*

Der Passagepunkt liegt innen am Vorderbein, auf der Höhe und vor dem unteren Randes der Kastanie.

**TCM:** Bewegt Qi und Blut im Thorax, öffnet den Sondermeridian Yin Wei Mai. Harmonisiert den Magen und bewegt Leber-Qi.

**WD:** Wichtiger Punkt bei allen Erkrankungen im vorderen Bauch. Nervosität, Erregungszustände, Kreislaufschwäche, angstlösend, Bradykardie, Reisekrankheit.

## Pc 9 *(Zhong Chong)*

Der Holzpunkt liegt in einer kleinen Vertiefung zwischen den Hufballen am Vorderbein.

**TCM:** Der Ting-Punkt vertreibt Wind und klärt Herzfeuer und Hitze.

**WD:** Muskel- und Sehnenprobleme im Bereich der Beuger der Vordergliedmaße, Fieber, Hufrolle, Hufrehe, Wiederbelebung bei Schock.

## 10. Dreifacher Erwärmer(3E)-Meridian

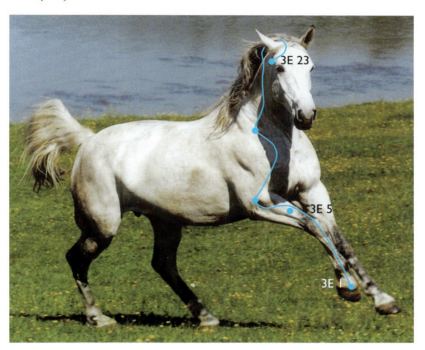

**Äußerer Verlauf**

**Beginn:** 3E 1 liegt etwa 1/2–1 cm seitwärts-außen von der Mittellinie des Vorderhufs über dem Kronsaum.

**Verlauf:** Seitlich-vorn und nach oben verläuft die Leitbahn über Fesselbein, Fesselgelenk, Röhrbein und dann über die Mitte der Vorderfußwurzel und des Vorderbeins, überquert den Ellbogen und das Schultergelenk und zieht über den Vorderrand des Schulterblatts bis in Höhe des Dornfortsatzes des ersten Brustwirbels. Von dort verläuft sie seitlich entlang dem Hals zum Kopf, überquert das Genick, zieht an der inneren Ohrenbasis vorbei über die Schläfen und endet oberhalb des äußeren Augenwinkels bei 3E 23.

**Innerer Verlauf**

Von 3E 14 beginnend, verbindet Brust- und Bauchraum mit dem Dreifachen Erwärmer.

| | | |
|---|---|---|
| Zustimmungspunkt | (Shu) | Bl 22 |
| Alarmpunkt | (Mu) | KG 5 |
| Passagepunkt | (Luo) | 3E 5 |

### 3E 1 (Quian Ti Tou)
Ting-Punkt
**TCM:** Er beseitigt Hitze und Wind, befreit die Leitbahn.
**WD:** Fernpunkt für Entzündungen im Kehlbereich, tendinomuskuläre Beschwerden, Punkt zum Blutlassen bei Hufrehe.

### 3E 5 (Wai Guan)
Ca. 2–3 cun außen, über dem Vorderfußwurzelgelenk am hinteren Radiusrand, zwischen den M. ext. Digitalis lateralis und M. ext. Digitalis communis.
**TCM:** Leitet alle pathogenen Faktoren aus, befreit die Oberfläche, löst Meridianblockaden, unterdrückt das Leber-Yang.
**WD:** Schmerzen aller Gelenke, Lähmungen der Vorderbeine, alle akuten Erkrankungen.

## 12. Leber(Le)-Meridian

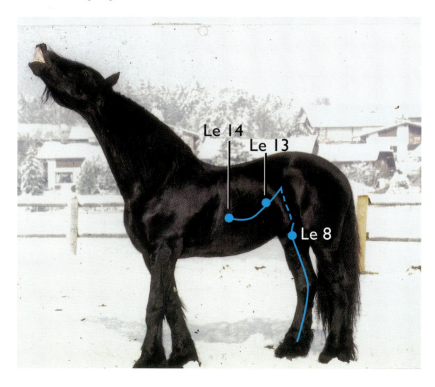

# Leber(Le)-Meridian

## Äußerer Verlauf

**Beginn:** Le 1 liegt knapp drei Fingerbreit seitlich innen von der vorderen Mittellinie über dem Kronband des Hinterhufs.

**Verlauf:** Aufwärts, vor der Mitte der Innenseiten von Fessel, Fesselgelenk, Röhrbein, über Sprunggelenk und Kniegelenk. Nach Überquerung der Innenseite des Oberschenkels nimmt die Leitbahn einen Verlauf ins Körperinnere, erscheint außen wieder an der Basis der letzten Rippe und zieht bis zur vierzehnten Rippe zu Le 14.

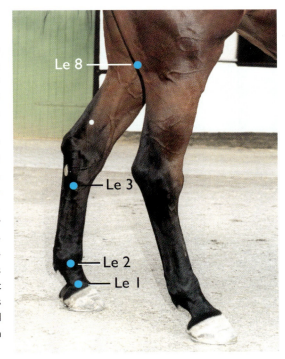

**Innerer Verlauf:** Innere Verbindungsäste führen um die Genitalregion herum, andere ziehen durch den Rachen bis hinter die Augen und nehmen Verbindung zum LG-Meridian auf.

| | | |
|---|---|---|
| *Zustimmungspunkt* | (Shu) | Bl 18 |
| *Alarmpunkt* | (Mu) | Le 14 |
| *Quellpunkt* | (Yuan) | Le 3 |
| *Passagepunkt* | (Luo) | Le 5 |

### Le 1 (Dadun)

Der Ting-Punkt liegt innen am Hinterbein, vor dem Hufknorpel auf dem Kronsaum.

**TCM:** Der Holzpunkt leitet Wind aus, kräftigt Leber-Qi, harmonisiert die Bewegung des Blutes, stellt das Bewusstsein wieder her.

**WD:** Stoffwechselerkrankungen, Urogenitalerkrankungen, unstillbare Blutungen, Rosseprobleme, Uterusvorfall, Urinabsatzstörungen.

### Le 2 (Xing Jian)

Der Feuerpunkt liegt innen unterhalb des Fesselgelenkes am Hinterbein.

**TCM:** Löst Feuer der Leber und Leber-Qi-Stagnation auf. Reguliert und kühlt Blut und Hitze, senkt das Leber-Yang.

**WD:** Bindehautentzündung und Juckreiz der Augen. Spasmolyse bei Kolik, Genitalschmerzen.

### Le 3 (Taichong)

Der psychische Punkt für den Gan-Typ. Der Quellpunkt liegt unterhalb des Griffelbeinköpfchen, an der Strecksehne an der Innenseite der Hintergliedmaße.
**TCM:** Der Erdpunkt leitet äußeren und inneren Wind aus und kühlt das Blut. Wichtiger Punkt zum Auflösen von Leber-Qi-Stagnation und Harmonisierung von Leber-Qi. Senkt das Leber-Qi
**WD:** Wichtiger Fernpunkt für Augenerkrankungen, endokrine Störungen und Stoffwechselerkrankungen, Unruhezustände, Zyklusstörungen, Geburtserleichterung, Epilepsie.

### Le 8 (Qu Quan)

Der He-Punkt liegt in einer Vertiefung innen am Kniegelenk direkt hinter dem inneren Condylus des Oberschenkels (Femur).
**TCM:** Der Tonisierungspunkt leitet Nässe und Hitze aus dem Unteren Erwärmer. Er stärkt das Qi und Yin der Leber und reguliert das Leberblut. Er entspannt die Sehnen.
**WD:** Schmerzen im Kniegelenk, Urinverhalten, Scheidenausfluss, Harnwegsinfekte.

### Le 13 (Zhang Men)

Der Alarmpunkt der Milz liegt seitlich an der Bauchwand am Ende der vorletzten Rippe.
**TCM:** Der Meisterpunkt aller Zang-Organe stärkt das Qi aller Bauch-Organe, besonders von Le, MP, Ma. Fördert reibungsloses Fließen des Leber-Qi. Unterstützt das Qi und Yin von MP.
**WD:** Alle Verdauungsstörungen, Abmagerung und Fettleibigkeit, Blähungen.

### Le 14 (Qi Men)

Der Alarmpunkt der Leber liegt seitlich am Brustkorb, im 5. ICR von hinten gezählt, auf einer Linie zwischen Schulter- und Hüftgelenk.
**TCM:** Der Kreuzungspunkt von MP und Leber fördert den Leber-Qi-Fluss und stärkt das Qi und Yin der Leber. Er kühlt das Blut und leitet Feuchtigkeit aus. Reguliert Blutungen bei Bluthitze.
**WD:** Chronische Lebererkrankungen, Schmerzen im Zwischenrippenraum, Schmerzen im Oberbauch und Brust, Asthma, Gesäugeentzündung und Milchmangel.

## 11. Gallenblasen(Gb)-Meridian

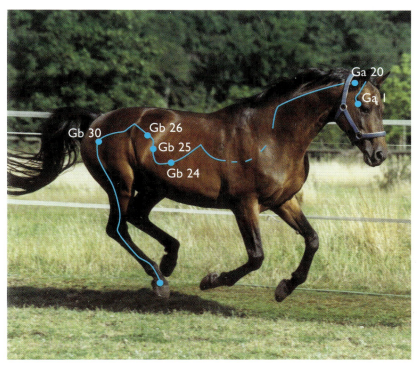

**Äußerer Verlauf**

**Beginn:** Gb 1 liegt am äußeren Augenwinkel.

**Verlauf:** Zieht über die seitliche Stirn, über den Hinterhaupthöcker, den Atlaswirbel abwärts entlang der oberen Seite des Halses. Er kreuzt den 3E-Meridian. An der Vorderkante des Schulterblattes überquert er die seitliche Brustwand und wendet sich hinter der letzten Rippe aufwärts bis in Höhe des Hüfthöckers. Verläuft um das Hüftgelenk herum, zieht nach unten in die Mitte der Außenfläche der Hinterhand und endet mit Gb 44 knapp drei Fingerbreit seitlich-außen von der vorderen Mittellinie des Hinterhufs über dem Kronband.

**Innerer Verlauf:** Innere Äste werden im Kopfbereich, in der Bauch-, Lenden und Hüftregion abgegeben.

| | | |
|---|---|---|
| Zustimmungspunkt | (Shu) | Bl 19 |
| Alarmpunkt | (Mu) | Gb 24 |
| Quellpunkt | (Yuan) | Gb 40 |
| Passagepunkt | (Luo) | Gb 37 |

### Gb 1 (Tong Ziliao)
Der Punkt liegt seitlich am äußeren Augenwinkel in einer gut tastbaren Vertiefung auf dem Proc. Zygomaticus.
**TCM:** Leitet Wind und Hitze aus und klärt die Augen.
**WD:** Akute und chronische Augenerkrankungen, N. trigeminus Neuralgie.

### Gb 20 (Feng Chi)
Der Punkt befindet sich am vorderen Rand des Atlasflügels (1. Halswirbel), in einer Vertiefung des M. trapezius.
**TCM:** Leitet äußeren und inneren Wind aus und beseitigt Wind-Hitze und Wind-Kälte.
**WD:** Erkältungskrankheiten, Fieber, Lähmungen, Headshaker, Ataxie, Krämpfe.

### Gb 34 (Yang Ling Quan)
Der Meisterpunkt der Sehnen und Muskeln liegt am Hinterbein außen, unterhalb des Caput fibulae.
**TCM:** Der He-Punkt harmonisiert die Leber und eliminiert Feuchtigkeit, Hitze und Wind, Bi-Syndrom.
**WD:** Erkrankungen von Muskeln und Sehnen, LWS-Syndrom, Entzündung des N. ischiadicus, Myopathien, rheumatoide Arthritis, Lebererkrankungen und Kniegelenkserkrankungen.

### Gb 41 (Zu Lin Qi)
Dieser Punkt liegt unterhalb des Sprunggelenkes unter dem Griffelbeinköpfchen außen am Hinterbein.

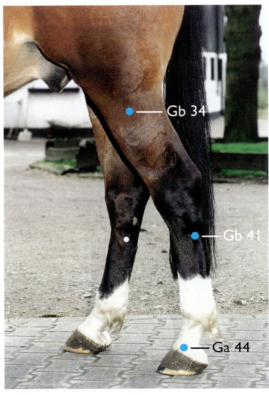

**TCM:** Der Holzpunkt ist der Öffnungspunkt des Gürtelgefäßes. Er leitet Feuchtigkeit und Hitze aus und harmonisiert den Fluss des Leber-Qi.
**WD:** Euterentzündung, Schwerhörigkeit, Störungen im Genital- und Fortpflanzungsbereich, Schwellungen der Hinterbeine.

### Gb 44 (Qiao Yin)
Der Metallpunkt liegt seitlich am Kronsaum des Hinterbeins.
**TCM:** Der Ting-Punkt leitet Wind aus und unterdrückt das Leber-Yang. Er löst Blockaden im Gb-Meridian.
**WD:** Akute Notfälle, Schmerzen im Intercostalbereich, Asthma.

## *Außerordentliche Meridiane*

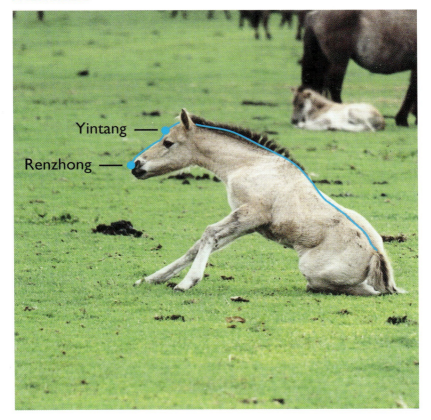

Es gibt außer den 12 Hauptmeridianen weitere Leitbahnen.
Sie werden als die 8 außerordentlichen Leitbahnen, Sondermeridiane oder »Wundergefäße«, bezeichnet. Sie sind nicht paarig angelegt und drei davon werden hier beschrieben.
Die auf ihnen gelegenen Punkte lassen sich besonders wirksam für den psychischen Ausgleich und für eine bessere Durchlässigkeit des Pferdes einsetzen.

## 13. Das Lenkergefäß (LG) (Du Mai)

Das Lenkergefäß verläuft über den Dornfortsätzen der Wirbelsäule den Rücken entlang. Diese Leitbahn entspringt unter dem Schweif in der Vertiefung über dem After, LG 1, sie folgt der Mittellinie des Rückens über Kreuzbein, Lenden-, Brust- und Halswirbelsäule, über das Hinterhaupt, die Stirn und den Nasenrücken zur Nase, wo sie im Zentrum zwischen den Nüstern einmündet, LG 26 (Ren Zong). Das Lenkergefäß reguliert die Yang-Energie des Körpers. Alle Yang-Meridiane stehen in direktem Kontakt mit dem Du Mai.

## 14. Das Konzeptionsgefäß (KG) (Ren Mai)

Das Konzeptionsgefäß verläuft an der Unterseite des Körpers entlang dem Bauch und dem Brustkorb. Der Anfangspunkt KG 1 entspringt zwischen After und äußerem Genital. Der Meri-

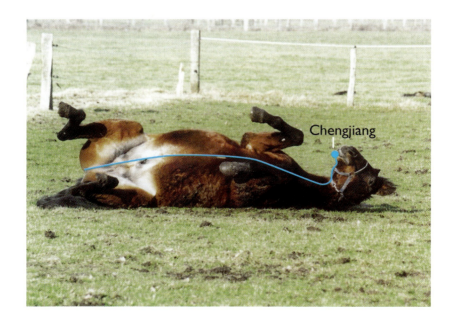

dian folgt der Mittellinie von Bauch, Brust, Unterhals und mündet in einer leichten Vertiefung unmittelbar vor der Mitte der Unterlippe, KG 24 (Cheng Jang). Das Konzeptionsgefäß reguliert die Yin-Energien des Körpers und regelt den Austausch der Yin-Meridiane.

### 15. Das Gürtelgefäß (Dai Mai)
Wie ein Gürtel umschließt diese Leitbahn den Rumpf in Höhe der Flanken vor den Hüfthöckern und an der Bauchunterseite vor dem Nabel. Das Gürtelgefäß hat mit allen Leitbahnen Kontakt, die von vorn nach hinten (bzw. von hinten nach vorn) verlaufen. Ein gestautes Gürtelgefäß kann die Durchlässigkeit des Pferdes insgesamt beeinträchtigen, dies äußert sich häufig in einer nachschleppenden Hinterhand. Ein Energiestau im Gürtelgefäß wird durch Akupunktur des Punktes Gb 41 gelöst.

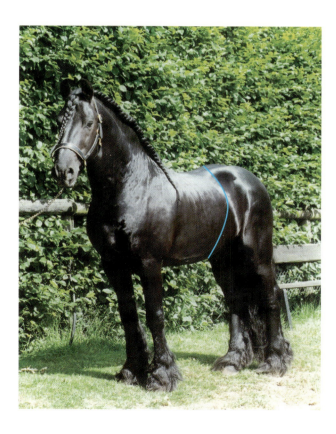

## Nützliche Adressen

Die Adressen von geprüften tierärztlichen Akupunkteuren werden von den Tierärztekammern der Länder vermittelt.

Für Tiermediziner:
**Gesellschaft für ganzheitliche Tiermedizin e.V. (GGTM)**
Geschäftsstelle
Dahlienstraße 15
D-53332 Bornheim-Waldorf
Internet: www.ggtm.de

Eine Liste von Tierärzten, die sich mit Naturheilverfahren beschäftigen, erhalten Sie gegen einen Unkostenbeitrag von €2,- vom
**Zentralverband der Ärzte für Naturheilverfahren e.V. (ZÄN)**
Am Promenadenplatz 1
D-72250 Freudenstadt
Internet: www.zaen.org

## Zum Weiterlesen

Ende, Helmut & Isenbügel, Ewald: Die neue Stallapotheke; So hilft man kranken Pferden, Müller Rüschlikon Verlag, 1999

Ende, Helmut: Erste Hilfe für das Pferd,
Müller Rüschlikon Verlag, 1992

Gösmeier Dr. med. vet. Ina: Akupressur für Pferde, Kosmos 1999

Heüveldop, Sabine: Atemwege; Erkrankungen vorbeugen, erkennen und behandeln, Müller Rüschlikon Verlag, 2002

von Künsberg, Isabella: Bach-Blütentherapie; Harmonie und Wohlbefinden für die Einheit von Pferd und Mensch, Müller Rüschlikon Verlag, 2002

Schmidt, Romo & Häusler-Naumburger, Ulrike: Allergien; Pferde-Allergien vorbeugen, erkennen und behandeln, Müller Rüschlikon Verlag, 2001

Schmidt, Romo & Häusler-Naumburger, Ulrike & Dübbert, Thomas: Hufrehe; Vermeidung, Früherkennung, Heilung, Müller Rüschlikon Verlag, 2002

Schulte Wien, Beatrix: Osteopathie; Bewegungsblockaden vorbeugen, erkennen und behandeln, Müller Rüschlikon Verlag, 2000

Schulte Wien, Beatrix: Pferdezähne; Zahnprobleme erkennen und behandeln, Müller Rüschlikon Verlag, 2003

Ulbrich, Tanja: Massage; Muskel- und Gelenkprobleme erkennen und behandeln, Müller Rüschlikon Verlag, 2000

Wilde, Clare: Reiki; Heilende Energie für Pferd und Reiter, Müller Rüschlikon Verlag, 2000

Wyche, Sara: Der Pferderücken; Rückenprobleme erkennen und behandeln, Müller Rüschlikon Verlag, 2000

# Register

**A**bwehr-Qi 22
Akupressur 127ff.
   Einsatzbereiche 129ff.
   Wirkung 129
   Zeitdauer 129
Akupunktur 14
   bei verschiedenen Erkrankungen 107
   beim alten Pferd 104f.
   im ersten Lebensjahr 102f.
   beim erwachsenen Pferd 106
   bei der Mutterstute 102
   bei der Trennung von der Mutter 103f.
   Zeitdauer 94
Akupunkturpunkt 36
   Lage 37ff.
   Funktion 38f.
   Auswahl 91ff.
Akupunkturtechniken 59ff.
Appetitlosigkeit 123f.
Arthrose 113f.
Atemwegserkrankungen 55, 118ff.
Außen-Innen-Kopplung 93
Äußeres-Fülle-Hitzesyndrom 86
Außerordentliche Meridiane 171f.
**B**en-Biao-Behandlung 89f.
Bindehautentzündung 55f.
Bi-Syndrom 108ff.
Blase (Pang Guan) 54
Blasen(Bl)-Meridian (und Akupunkturpunkte) 160ff.
Blutleere 31f.
Blutstauung 31
Blut-Syndrome (pathologische) 31
**C**hinesische Kräuter 134 ff.
   Darreichungsformen 104f.
   Eigenschaften 137
   Wirkung 137
Chronische Bronchitis 121ff.
Cun 38
**D**antien 132
De-Qi-Gefühl 62
Diagnosestellung 88
Dickdarm (Dachang) 49
Dickdarm(Di)-Meridian (und Akupunkturpunkte) 145 ff.
Dreifacher Erwärmer (3E)-Meridian (und Akupunkturpunkte) 165f.
Dreifacher Erwärmer (San Jiao) 52
Dünndarm (Xiao Chang) 52
Dünndarm(Dü)-Meridian (und Akupunkturpunkte) 155ff.
**E**igengeruch 80
Einmalnadeln 61
Elektoakupunktur 63ff.
Elektrische Leitfähigkeit 36
Erde, Wandlungsphase (Milz/Magen) 49f.
Essenz 99f.
   Mangel 101
**F**ei- oder Lungentyp 75ff.
Fern-Punkt 92
Feuchtigkeit 24, 57f.

Feuer, Wandlungsphase (Herz/Dünndarm) 51
Fülle-Syndrom 85
Funktionskreise 41f.
Fu-Organ 45
**G**allenblasen(Gb)-Meridian (und Akupunkturpunkte) 169
Gan- oder Leber-Typ 70ff.
Ganzheitlicher Aspekt 11
   gesund 12f., 19, 22
Gürtelgefäß 173
**H**armonisierungs-Technik (Akupressur) 128
Hautwiderstand 36
Hegu (D 4, schmerzlindernd) 38
Herz 49, 50ff.
Herz(He)-Meridian (und Akupunkturpunkte) 153ff.
Hitze 55, 58f.
Hitze-Bi 108
Hitze-Symptomatik 59, 84f.
Holz, Wandlungsphase (Leber/Gallenblase) 45f.
hören 80
**I**mmunsystem stärken 97f.
Injektionsakupunktur 65
Inneres-Fülle-Hitzesyndrom 86
**J**in Ye (Körperflüssigkeiten) 20, 26
   Bildung 26f.
   Krankheitsbilder 32ff.
   Syndrome (pathologische) 31
Jing (Essenz) 20
**K**älte 55, 57
Kälte-Bi 108
Kälte-Symptomatik 57, 84f.
Kettenschloss-Kombination 93f.
Knochen-Bi 13
Kolik 124
Konzeptionsgefäß (KG) 172f.
Körperflüssigkeiten, Mangel 32f.
Ko-Zyklus 40, 45
**L**aserakupunktur 65
Leber 47, 49
Leber(Le)-Meridian (und Akupunkturpunkte) 166ff.
Leere-Erkrankungen 63
Leere-Syndrom 85
Leitbahnen 33ff.
Lenkergefäß (LG) 172
Lokal-Punkt 92
Lunge 48
Lungen(Lu)-Meridian (und Akupunkturpunkte) 143 ff.
Lungen-Qi 22
Lungen-Qi-Schwäche 48
**M**agen 50
Magen(Ma)-Meridian (und Akupunkturpunkte) 148ff.
Maximalzeit 45f.
Meisterpunkte 94
Meridian 33ff.
Meridian-Aktivierung 132f.
Metall, Wandlungsphase (Lunge/Dickdarm) 47f.
Milz 49
Milz-Pankreas(MP)-Meridian (und Akupunkturpunkte) 150ff.
Milz-Pankreas-System 49

Milz-Qi-Mangel 23
Mittlerer Erwärmer 27
Monade 19
Moxibustion 14, 49, 61ff.
Muskelverspannung 115f.
**N**ach-Himmels-Essenz 100f.
Nah-Punkt 92
Nahrungs-Qi 22
Nasenausfluss 48
Nässe-Bi 111
Nässe-Symptomatik 58
Niere (Shen) 52ff.
Nieren(Ni)-Meridian (und Akupunkturpunkte) 157ff.
Nieren-Essenz 101
**O**berer Erwärmer 27
Ödeme 33
Ohrakupunktur 63
Organ-Funktionskreise 44
Organuhr 35f.
**P**ericard (Jue Yin) 52
Pericard(Pc)-Meridian (und Akupunkturpunkte) 163f.
Pferdetypen 66ff.
Phytotherapie 13f., 135
Pi- oder Milz-Typ 72ff.
Psychischer-Punkt 92
Pulstastung 84
Punktsuchgerät 37f.
**Q**i (Lebenskraft) 20f.
 Bildung 21f.
 Fließrichtung 24
 Funktion 22
 gestaut 29
 rebellierendes 30
 Aktivierung 132
 Stagnation 29f.
 Syndrome (pathologische) 28
**R**egulationstherapien 7
Rückenschmerzen 116
**S**äulen der TCM 13ff.
Schleim (Tan) 33
Schleim-Feuer quält das Herz 87
Schmerz 29, 110, 109ff.
Schulmedizin, westliche 14f.
Shen (Geist) 20, 27f.
Shen- oder Nierentyp 68f., 70
Shen Ursprung 28
Shen-Zyklus 40f., 45
Shu-Mu-Kopplung 93
Shu-Punkt 80f., 92
Sinneseindrücke 79ff.
Sommerhitze 58
**T**aixi (N 3, bei Arthrosen) 53
TCM-Diagnose, Entscheidungsschritte 84ff.
TCM-Rezept 139f.
TENS 64
Ting-Punkte 111
Traditionelle chinesische Diagnose 79ff.
Traditionelle Chinesische Medizin (TCM) 7, 10ff.

Trockenheits-Symptomatik 59
**U**nterer Erwärmer 27
**V**itale Substanzen 20ff., 28, 87
Vorbericht 79
Vor-Himmels-Essenz 100f.
Vorne-Hinten-Kopplung 93
**W**ahres Qi 22
Wandlungsphasen 40ff.
 mit Organentsprechungen 42ff.
Wasser, Wandlungsphase (Niere/Blase) 52ff.
Wei-Qi-Stärkung 90f.
Wind 55ff.
Wind-Bi 108
Wind-Symptomatik 57
**X**in(Chin)- oder Herz-Typ 74ff.
Xue (Blut) 20, 25
 Funktionen 25
 Krankheitsbilder 30ff.
**Y**ang-Technik 129
Yin und Yang 18, 34
Yin-Technik (Akupressur) 128
Yin-Yang-Harmonisierung 89
**Z**ang-Organ 45
Zungediagnose 82ff.
Zustimmungspunkte 80

Alle Angaben in diesem Buch wurden nach bestem Wissen und Gewissen gemacht. Sie entbinden den Pferdehalter nicht vor der Eigenverantwortung für sein Tier und können die tierärztliche Untersuchung und Behandlung keinesfalls ersetzen. Für einen eventuellen Missbrauch der Informationen in diesem Buch oder für Folgen, die durch eine falsche Anwendung der beschriebenen Therapien entstehen, können weder die Autoren noch der Verlag oder die Vertreiber des Buches zur Verantwortung gezogen werden.

einem Infekt

Ma 36 · Ni 3
MP 6

bei

Turnierprobleme

1x 2 täglch     Angst Ni 3

1x 2 täglich    Muskelverspannung
                Ärger = L3

ist das Pferd aufgeregt = Ni 3 +
          +                Augenakupres.
       angespannt
                           Yin Yang